après

DE

L'ÉTAT DES MEMBRES FRACTURÉS

APRÈS LA CONSOLIDATION

PAR

Le Dr J. LATASTE

Ancien interne en médecine et en chirurgie des hôpitaux de Paris,
Médailles de bronze de l'Assistance publique (externat 1875. — Internat 1879)
Membre de la Société anatomique,
Membre de la Société clinique,

PARIS
OCTAVE DOIN, LIBRAIRE-EDITEUR
8, PLACE DE L'ODÉON, 8
1880

DE L'ÉTAT

DES MEMBRES FRACTURÉS

APRÈS LA CONSOLIDATION

DE

L'ÉTAT DES MEMBRES FRACTURÉS

APRÈS LA CONSOLIDATION

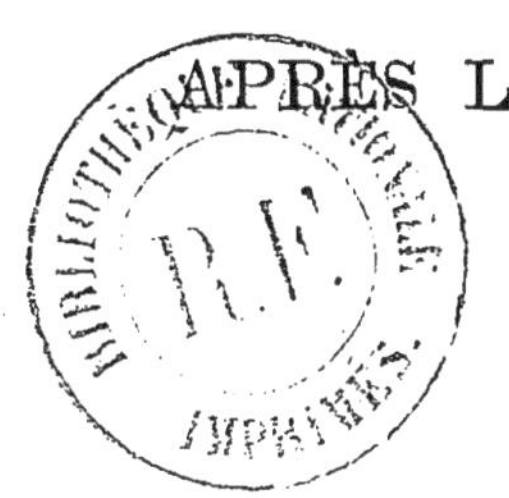

PAR

Le Dr J. LATASTE

Ancien interne en médecine et en chirurgie des hôpitaux de Paris,
Médailles de bronze de l'Assistance publique (externat 1875. — Internat 1879)
Membre de la Société anatomique,
Membre de la Société clinique,

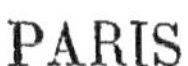

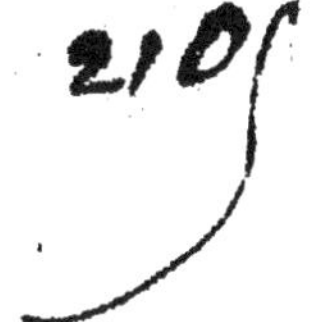

PARIS
OCTAVE DOIN, LIBRAIRE-EDITEUR
8, PLACE DE L'ODÉON, 8
1880

DE L'ÉTAT

DES MEMBRES INFÉRIEURS

APRÈS LA CONSOLIDATION

DE LA CONVALESCENCE DANS LES FRACTURES DES MEMBRES.

Lorsqu'un membre a été fracturé, si sa conservation est possible, on s'efforce par l'immobilisation et un traitement approprié suivant les circonstances, d'assurer la réunion des fragments osseux dans une bonne position. Puis après un nombre de jours, variable selon le siège de la fracture et les accidents qui l'ont accompagnée, lorsqu'on juge que le temps nécessaire pour obtenir la consolidation s'est écoulé, on enlève les appareils et on examine la solidité du cal. Diverses manœuvres sont employées pour s'assurer qu'il n'existe plus de mobilité et que la résistance du tissu nouveau est suffisante pour permettre au membre de reprendre ses fonctions : On dit alors que la fracture est guérie.

De fait, la fracture est bien cicatrisée, il n'existe plus de solution de continuité de l'os, et le squelette se retrouve dans ses conditions normales de rigidité ; mais le membre n'est cependant pas encore pour cela apte à recouvrer aussitôt l'intégrité de ses fonctions. Comme le fait avec juste raison observer Malgaigne (1) : « Si par guérison on entend le retour des fonctions à l'état normal, il n'est peut-être pas une seule fracture qu'il soit permis de considérer comme guérie parce que la consolidation est faite. »

L'immobilité prolongée dans les appareils, le travail de réparation qui se fait au niveau de la fracture ont en effet pour conséquence de produire dans l'état du membre des modifications qui nécessitent une convalescence plus ou moins prolongée.

Dans un grand nombre de cas cette convalescence, surtout lorsqu'il s'agit du membre supérieur, marche rapidement ; mais il n'en est pas toujours ainsi, et il n'est pas rare de voir certaines complications dont le traitement exige quelquefois plus de temps qu'il n'en avait fallu pour obtenir la consolidation.

Cette période des fractures exige une grande surveillance, parce qu'on peut dans quelques cas éviter aux malades par des soins bien entendus une infirmité persistante, et lorsque la nature même de la fracture et l'état de la consolidation ne permettent pas d'espérer de rendre au membre l'intégrité de ses fonctions, il est encore souvent possible d'améliorer l'état des blessés.

Il y a donc intérêt à étudier l'état des membres fracturés après la consolidation ; Malgaigne, Gurlt, dans leurs traités spéciaux, ont consacré un chapitre à la convalescence des fractures en général, et le professeur Gosselin dans ses cliniques a montré les conséquences prochaines et éloignées des fractures de jambe.

Dans notre travail nous nous proposons de passer en revue, dans une première partie les complications générales de la convalescence des fractures. Dans une seconde partie, nous étudierons pour chaque fracture en particulier les conditions du retour du fonctionnement normal du membre et les circonstances qui peuvent y mettre obstacle.

PREMIÈRE PARTIE

Etude générale sur l'état des membres fracturés après la consolidation.

Aspect du membre. — Lorsqu'on a retiré le membre de l'appareil où il a séjourné le temps nécessaire à sa consolidation, il présente au premier aspect une certaine diminution de volume et comme un amaigrissement général, conséquence de sa longue inaction. La peau est sèche, rugueuse, parsemée d'écailles épidermiques se détachant par place.

Dans d'autres cas dont nous indiquerons plus loin la signification, au moment où on enlève l'appareil et avant que le malade ait encore essayé de faire aucun mouvement. On constate que le membre a un volume supérieur à celui du côté opposé. Mais ce n'est là qu'une apparence due à la persistance d'un certain degré d'œdème qui masque l'atrophie consécutive à la fracture. La peau a une coloration blanc-sale et la desquamation épidermique est souvent très marquée. Ce dernier phénomène qui n'a par lui-même aucune signification, serait très prononcé d'après les observations de Weir Mitchell (1), lorsque la fracture s'accompagne de la lésion de quelque tronc nerveux.

(1) S. Weir Mitchell. Des lésions des nerfs et de leurs conséquences.

A la suite de fractures qui ont nécessité un long traitement, et surtout à la suite de fractures compliquées, on constate la chute de presque tous les poils du membre fracturé. Ils se détachent et tombent spontanément au même titre que se desquament les lamelles épidermiques, comme conséquence d'un véritable trouble de nutrition; car le fait se produit alors que le membre n'a été placé dans aucun appareil adhérent, comme la gouttière plâtrée par exemple, ni recouvert d'aucune bandelette agglutinative qui aurait pu les arracher.

A un degré plus avancé, des petites hémorrhagies sous-cutanées apparaissent, il se produit un véritable scorbut local, mais comme le fait remarquer Cloquet, il suffit de remettre le membre en liberté, de le laisser en quelque sorte respirer librement pour voir disparaître cette complication sur laquelle nous reviendrons.

Les ongles qui sont également comme les poils une dépendance de l'épiderme, subiraient aussi, d'après quelques auteurs, certaines altérations à la suite des fractures. Gunther (1), en 1842, a signalé l'arrêt de développement des ongles tant que durait le travail formateur du cal, et la reprise de leur croissance quand la consolidation est terminée. Il pensait avoir trouvé là un moyen de suivre exactement les progrès de la guérison. Mais dès l'année suivante (1843), Malgaigne, dans le Journal de chirurgie, établissait par des mensurations directes que la croissance des ongles n'avait nullement été influencée par l'existence d'une fracture.

Ce sont surtout les ongles de la main qui se prêtent bien à l'observation. Beau (2), qui a fait une étude séméio-

(1) Gunther, in Gaz. des hôp., 1842.
(2) Beau, Certains caractères de séméiotique rétrospective présentés par les ongles, Arch. gén. de méd., 1846, p. 447.

logique très complète des caractères rétrospectifs présentés par les ongles, donne pour chiffre de la croissance de l'ongle du pouce, 1 millimètre par semaine; mais il n'est pas besoin d'une mensuration aussi précise pour s'assurer que les ongles continuent à grandir; et on peut l'observer même dans les cas de retard de consolidation.

Obs. I. — Saudray (François), 60 ans, journalier, est entré à la salle Saint-Pierre, n° 45 (hôpital Necker, service de M. Broca), pour une fracture du cubitus droit, siégeant au tiers moyen avec saillie angulaire des fragments. L'accident remonte déjà à sept semaines, bien que l'on ne constate aucune trace de consolidation. Le radius est intact. Les ongles des deux côtés ne présentent aucune différence, le malade nous dit qu'on les lui a coupés il y a quelques jours seulement. M. Broca fait immobiliser le membre dans une gouttière plâtrée et active le travail de consolidation par l'application de la pointe d'Ollier, dans le foyer même de la fracture. Il y a, les premiers jours, un certain degré d'inflammation locale; mais les accidents sont vite arrêtés, et après six semaines de traitement la consolidation était complète. Il est envoyé à Vincennes. A son départ, il est facile de constater que la croissance des ongles s'est faite également des deux côtés.

Nous ne citons que cet exemple, mais nous avons toujours constaté le même fait toutes les fois que nous l'avons cherché.

Dans un cas seulement nous avons rencontré un arrêt de croissance des ongles dont l'extrémité libre était comme racornie et dont toute la surface présentait un aspect terne et raboteux, indice bien évident du trouble apporté à leur nutrition. Nous allons résumer rapidement l'histoire de ce malade pour montrer à quelle cause on doit, selon nous, attribuer cet état des ongles.

Obs. II. — Le nommé X..., âgé de 35 ans, était depuis plusieurs mois déjà dans le service de M. le professeur Broca, lorsque nous l'avon vu pour la première fois au mois de janvier 1879. Ce malade avait une fracture de l'humérus droit au tiers moyen, qui datait déjà de près d'une année et qui ne présentait aucune trace de consolidation. La mobilité des deux fragments l'un sur l'autre était complète et le membre en était arrivé à un degré d'atrophie considérable. On constatait en même temps une perte totale de la sensibilité et la disparition absolue de tout mouvement volontaire.

Pour expliquer une paralysie aussi étendue et aussi complète, M. Broca admit que le plexus brachial avait dû subir, au moment de l'accident, une forte contusion ou un grand tiraillement ; et c'est à l'existence de la lésion nerveuse dont la manifestation était si évidente, qu'il attribua l'absence de tout travail de consolidation. Chez cet homme les ongles de la main du côté fracturé étaient complètement atrophiés, légèrement renflés et racornis à leur extrémité libre ; toute leur surface était terne et dépolie. Il constatait lui-même que depuis son accident leur croissance avait été complètement arrêtée.

Faut-il voir dans ce fait un exemple de l'influence des fractures sur la croissance des ongles et accepter l'opinion de Gunther. Nous ne le pensons pas et nous sommes disposé à rattacher cet état de même que l'absence de consolidation à la lésion des cordons nerveux. Les altérations des ongles par trouble de l'innervation ne sont plus à établir ; déjà Brown-Séquard et Steinruck avaient observé la chute des ongles et des poils à la suite de la section du grand nerf sciatique chez les animaux et les nombreuses observations de Weir Mitchell, ont bien mis en évidence que les lésions des nerfs ont également une influence manifeste sur le développement des ongles chez l'homme.

DE L'ŒDÈME

Les légères modifications que nous venons de signaler

du côté des parties superficielles après la consolidation, n'ont, du reste, aucune importance et disparaissent rapidement, mais les troubles circulatoires qu'on observe dans le membre fracturé sont souvent beaucoup plus persistants et méritent de nous arrêter davantage.

Dès que le malade veut faire usage de son membre on voit apparaître un œdème parfois considérable, ou bien s'il persistait encore du gonflement au moment de la levée de l'appareil il augmente d'une manière notable.

Cet accident qui se produit toujours est surtout marqué aux membres inférieurs, et il y a plusieurs raisons pour cela. Généralement le traitement a été plus long; l'immobilité plus absolue, parce qu'on ne peut pas permettre à un malade atteint de fracture de jambe, par exemple, de se promener comme le font ceux qui ont une fracture du membre supérieur. Puis il y a surtout à tenir compte de l'influence de la pesanteur, de la difficulté de la circulation en retour et du travail plus grand qui incombe aux membres inférieurs, obligés de supporter le poids du corps.

Cet œdème s'accompagne habituellement d'un changement de coloration très prononcé du membre allant du rouge aux teintes violacées les plus foncées. Cette rougeur de la jambe est due au repos longtemps prolongé dans la situation horizontale. Les vaisseaux capillaires et veineux ayant cessé de charrier le sang contre son propre poids semblent avoir perdu de leur ressort; ils se laissent en quelque sorte distendre passivement, ce qui détermine une congestion locale avec œdème et coloration plus ou moins foncée de la peau.

Dans quelques cas même, il se produit sur toute la jambe et particulièrement à la base des poils de petites taches hémorrhagiques. Le membre présente alors cet aspect spécial que l'on voit quelquefois se produire sous les appareils pendant le traitement et que Cloquet (1) a décrit sous le nom de scorbut local. Cette éruption hémorrhagique montre simplement la difficulté qu'éprouve la circulation en retour et l'affaiblissement des parois des petits vaisseaux, elle n'a pas d'autre signification et reste généralement limitée au segment du membre qui a été fracturé. Cet état peut persister assez longtemps après la consolidation, comme le montre l'exemple d'un malade que nous avons observé à l'Asile des convalescents de Vincennes.

Obs. III. — Le nommé Collotte, âgé de 37 ans, cocher, avait été traité à l'Hôtel-Dieu, salle Saint-Jean, n° 6, pour une fracture de cause directe du tiers inférieur de la jambe droite. Les deux os paraissaient avoir été intéressés. Après cinquante jours de traitement il commença à marcher, mais à ce moment apparut en même temps qu'un œdème assez notable une éruption hémorrhagique sur toute la jambe. Lorsque nous l'avons vu à Vincennes, le 10 août, vingt-deux jours après l'apparition de l'éruption, on constatait encore à la base des poils de petite taches hémorrhagiques, disparaissant sous la pression du doigt. A la partie interne du membre, on voit quelques plaques notablement plus larges, mais présentant les mêmes caractères. Bien que l'œdème remonte jusqu'au-dessus du genou, l'éruption est absolument limitée à la jambe.

Du reste, à part cette petite complication qui n'a aucun retentissement appréciable, l'état du membre fracturé est des plus satisfaisants; le cal, un peu volumineux, est tout à fait indolent; il n'y a pas de raccourcissement; l'articulation du genou a recouvré tous ses mouvements; seule l'articulation tibio-tarsienne est encore un peu raide et oblige le malade à se servir d'une canne pour marcher. L'œdème et ces taches hémorrhagiques paraissent être chez lui les phénomènes es plus persistants.

(1) Cloquet, Arch. gén. de méd. et de chir., 1803.

Quelle est la durée habituelle de ces éruptions ? nous ne saurions le dire ; ce malade est le seul chez lequel il nous ait été donné de constater le fait aussi nettement et nous l'avons perdu de vue ; car il a quitté Vincennes peu de jours après pour retourner chez lui ; mais il est probable que les taches ont dû bientôt disparaître spontanément en passant successivement par les divers degrés de coloration qu'on observe dans la résorption du sang épanché dans le tissu cellulaire.

Quant à l'œdème, il faut d'abord considérer les conditions diverses dans lesquelles il se produit après la consolidation pour pouvoir apprécier sa marche et sa durée probable.

Dans un grand nombre de cas au moment où on lève l'appareil, le membre se présente comme nous l'avons dit, flétri et diminué de volume, ce n'est qu'à l'occasion des premiers mouvements, et surtout de la marche, lorsqu'il s'agit du membre inférieur, qu'on voit se montrer un gonflement parfois considérable, et accompagné d'une teinte asphyxique plus ou moins prononcée des téguments. Mais cet œdème diminue très rapidement et disparaît même tout à fait par le repos et surtout la position horizontale. Cette forme d'œdème doit être rattachée bien évidemment à la paralysie ou plutôt à l'affaiblissement de l'innervation vaso-motrice, conséquence de l'immobilité prolongée, de la constriction exercée par les appareils et du travail d'inflammation lente dont le membre a été le siège pendant la durée de la consolidation.

Habituellement, le gonflement diminue peu à peu et il disparaît complètement en quelques semaines à mesure que se rétablit le fonctionnement normal du membre. Malgré son peu de gravité, cet œdème, en quelque sorte fonctionnel puisqu'il n'est dû à aucun obstacle matériel et disparaît par le repos, préoccupe les malades, leur cause une sensation de pesanteur désagréable et s'ajoute aux autres altérations pour gêner les mouvements : aussi, convient-il d'essayer par un traitement approprié de le faire disparaître au plus vite. Parmi les moyens les plus efficaces, nous citerons les frictions, le massage, l'usage d'une bande un peu serrée. Dans quelques cas plus rebelles, on se trouve bien de prescrire au malade l'usage d'un bas lacé. Nous avons vu ce moyen réussir très bien chez un malade du service de M. Panas pour lequel on avait inutilement essayé les frictions et la compression à l'aide d'une simple bande de toile.

Il semble que dans ces cas l'application des courants continus en réveillant la contractilité des petits vaisseaux, devrait contribuer d'une façon active à faire disparaître cet œdème. J'ai essayé cette année-ci ce moyen chez deux malades du service de M. Broca, mais il ne m'a paru produire aucune modification avantageuse. Du reste, mes tentatives n'ont été ni assez nombreuses, ni assez fréquemment répétées pour pouvoir me permettre d'en tirer une conclusion. Nous nous bornerons à faire remarquer que cet œdème qui se produit seulement au moment de la convalescence et à l'occasion des premiers mouvements est assez passager.

Mais l'œdème ne se présente pas toujours dans le mêmes conditions et il affecte alors une autre marche. A la suite de certaines fractures, lorsqu'on enlève l'appareil pour s'assurer que la consolidation est terminée, au lieu de trouver, comme dans les cas que nous citions tout à l'heure, le membre diminué de volume, on s'aperçoit qu'il est le siège d'une infiltration de sérosité qui le rend au contraire plus volumineux que celui du côté opposé. Cet œdème augmente encore, il est vrai, lorsque le malade veut commencer à faire des mouvements, mais il ne disparaît pas ensuite par le repos et la position horizontale. Ce caractère ne permet pas de le confondre avec celui qui reconnaît pour cause une simple asthénie vaso-motrice; il en diffère, du reste, par quelques caractères physiques ; il est habituellement plus dur, moins dépressible et sa persistance fait de suite songer à quelque obstacle mécanique à la circulation en retour.

Plusieurs autenrs, et Alison (1) en particulier, pensent que le cal par son volume peut produire un certain degré de compression des veines profondes, qui aurait pour résultat la gêne de la circulation veineuse, et par conséquent déterminerait la production d'un œdème persistant. Laugier (2), il est vrai, a bien rapporté des exemples de cals exubérants qui avaient acquis un tel développement qu'ils avaient pu déterminer l'ulcération de la peau et par conséquent la compression et la destruction de toutes les parties sous-jacentes, mais ce sont là des exceptions qui ne doivent pas nous occuper, d'autant plus que cette explication ne pourrait s'appliquer que pour l'œdème des parties sous-jacentes au cal, et qu'elle devient insuffisante en présence d'un œdème persistant après une fracture de jambe et remontant au-dessus du genou, comme nous l'avons plusieurs fois observé.

DES PHLEBITES, THROMBOSES ET EMBOLIES.

La compression des veines par le cal ne suffisant pas

(1) Alison. De l'hydarthrose dans les fractures de cuisse chez les enfants, thèse 1871.

(2) Laugier, Des cals difformes et des moyens d'y remédier, thèse de concours, 1841.

pour expliquer la persistance de l'œdème au moment où on lève l'appareil, nous adoptons comme plus conforme aux faits l'explication qu'en a donnée M. le professeur Gosselin. Il admet que cette forme d'œdème de la convalescence des fractures tient surtout à la phlébite des veines efférentes du foyer de la fracture et aux thromboses veineuses qui en sont la conséquence. Durodié, dans une très bonne étude, a montré la grande fréquence de la phlébite dans les troncs veineux qui avoisinent la solution de continuité. Dans huit autopsies qu'il a faites chez des blessés atteints de fracture de jambe du cinquième au trentième jour après l'accident il a toujours trouvé des caillots dans les veines profondes et jamais dans les veines superficielles. Il attribue leur formation non pas seulement comme M. Gosselin à la propagation directe du travail inflammatoire qui se passe au niveau de la fracture, mais aussi à la compression exercée sur les parois veineuses par l'épanchement de sang et la tuméfaction des parties molles.

La thrombose peut se montrer brusquement pendant la durée du traitement et à une époque déjà éloignée de l'accident. M. Gosselin décrit ainsi cette complication dans ses leçons cliniques:

« Je vous ai fait remarquer, pendant la visite, le malade du n° 39 qui est en traitement dans la gouttière en fil de fer depuis plus d'un mois pour une fracture de la jambe droite. Il nous offre, depuis quelques jours, un gonflement œdémateux assez considérable de la jambe et du pied. Ce gonflement, qui est survenu sans douleur, n'est pas très rare dans le cours des fractures de jambe. Vous l'observerez beaucoup plus souvent chez les sujets adultes et les vieillards que chez les jeunes gens. Que signifie-t-il et que deviendra-t il ? Il signifie qu'il y a gêne dans la circulation veineuse, par suite de la coagulation du sang. Je ne crois pas qu'il s'agisse d'une thrombose de la veine fémorale, car je n'ai pas senti de cordon dur sur le trajet de cette veine, et la pression n'y a pas éveillé la douleur qui manque rarement en pareil cas. Il s'agit plutôt d'une thrombose des veines tibiables antérieures et postérieures. Sans doute nous n'avons pas les douleurs qu'occasionne souvent la phlébite spontanée avec coagulation, mais cette douleur manque habituellement lorsqu'il s'agit de veines du second ordre. Nous ne pouvons pas, d'autre part, sentir de cordon dur parce que ces veines sont trop profondément situées pour être accessibles à nos doigts et l'œdème qui existe augmente encore cette difficulté. Je ne peux donc pas vous prouver par des signes physiques l'existence de la thrombose ; mais je l'admets, parce que je sais qu'elle a été constatée quelquefois dans les autopsies des sujets fracturés, et aussi parce que je ne peux pas expliquer l'œdème autrement. Remarquez, en effet, qu'il ne s'agit pas du gonflement inflammatoire des premiers jours, puisque la tuméfaction n'est survenue que le vingt-septième, et alors que les phénomènes inflammatoires avaient disparu. D'autre part, nous ne pouvons attribuer cet œdème ni à une maladie du foie, ni à une maladie du cœur, ni à une albuminurie, puisque l'autre pied n'est pas œdémateux, et que le sujet ne présente aucun symptôme de ces maladies. Cette petite complication est instructive à deux points de vue, d'abord parce que la thrombose persistera sans doute longtemps, plusieurs mois, que l'œdème augmentera lorsque le malade commencera à se tenir debout pour marcher et que ce gonflement s'ajoutera à toutes les autres causes que vous connaissez : rigidité articulaire et tendineuse, faiblesse musculaire, pour gêner et arrêter le rétablissement des fonctions. »

La cause de ces thromboses qui se montrent tardivement pendant le traitement n'est pas toujours facile à expliquer. Nous en avons observé un cas dans le service de M. Broca qui s'est montré plus longtemps encore après l'accident.

Obs. IV. — Veninart (Joséphine), femme de ménage, âgée de 63 ans, est entrée à l'hôpital Necker, salle Sainte-Marie, nº 18, le 5 février 1879. La veille, elle avait fait une chute sur le côté droit et n'avait pu se relever. On constate à son entrée que le membre inférieur droit est renversé en dehors, que tous les mouvements sont impossibles et qu'il existe une vive douleur dans la région inguinale du même côté. La mensuration, faite avec toutes les précautions usitées en pareil cas, donne 922 millimètres de l'épine iliaque antérieure et supérieure à la pointe de la malléole interne pour le côté gauche et 883 seulement pour le côté droit. Le grand trochanter de ce côté est sensiblement plus rapproché de la crête iliaque et il existe déjà un léger degré d'épanchement dans le genou. Ces signes permettent de reconnaître l'existence d'une fracture du col du fémur.

Le 9 février, la malade est placée dans une gouttière de Bonnet et on établit, à l'aide d'un étrier avec des bandelettes de diachylon, une traction élastique sur le membre fracturé, pour lui rendre sa longueur. On y réussit du reste en grande partie ; l'extension ayant réduit le raccourcissement de 32 millimètres à 15 seulement, puisque la mensuration faite quelques jours plus tard donne 907 millimètres comme longueur du membre blessé au lieu de 883 qu'on avait trouvé le lendemain de l'accident. On maintient la malade dans la gouttière en attendant la consolidation. Rien de nouveau ne se produit jusqu'au 2 avril ; mais ce jour-là, à la visite du matin, on constate un gonflement œdémateux très marqué de tout le membre malade. Celui du côté opposé a son volume normal et la malade n'a pas la moindre trace d'albumine dans les urines, ni aucun signe d'affection cardiaque. C'est donc bien à une thrombose survenue cinquante-cinq jours après la fracture qu'il faut attribuer cette complication. La pression est un peu douloureuse, surtout vers la racine de la cuisse, mais on ne trouve pas de trace de cordon veineux.

La malade, qui a toujours été indocile, se plaint tellement de sa gouttière qu'on lui enlève le 27 avril ; le gonflement du membre fracturé persiste toujours.

Pour l'empêcher de faire trop de mouvements dans son lit on lui applique la sirène. Ce bandage, dû à Gerdy, consiste en un coussin interposé entre les deux membres qui sont ensuite maintenus, fixés l'un à l'autre, par des tours de bandes. Elle ne peut le garder que quelques jours, et on se contente de la laisser au repos dans le lit.

Dans le courant du mois de mai, c'est-à-dire plus de cent jours après l'accident, on commence à essayer de la faire marcher. L'œdème, qu a toujours persisté, augmente considérablement chaque fois qu'on la lève, et elle a les plus grandes difficultés à essayer quelques pas avec des béquilles. Le genou a perdu presque tous ses mouvements et ren ferme encore un peu de liquide. Le 10 juin on l'envoie au Vésinet, bien que l'œdème du membre persiste encore.

A son retour du Vésinet, elle revint solliciter un billet d'entrée et on la reçoit de nouveau le 8 juillet. Le raccourcissement n'est que de 1 centimètre 1/2, et cependant la marche est toujours impossible sans béquilles, la raideur du genou aussi prononcée. L'œdème a diminué, mais il persiste encore d'une manière évidente. Elle a au talon une petite eschare qui se cicatrise rapidement sous l'influence du repos au lit. L'œdème continue à diminuer ; mais ce n'est que dans le courant du mois de septembre qu'il a fini par disparaître complètement.

Malheureusement les fonctions du membre ne se sont pas rétablies pour cela, et cette femme, devenue infirme, est encore dans la salle Sainte-Marie, n° 22, attendant son placement dans un asile spécial.

La persistance de cet œdème peut être plus longue encore. Malgaigne en rapporte des exemples, et J. Guyot (1) cite le cas de Turgot qui trois ans après une fracture du col du fémur présentait une tuméfaction notable du membre avec aspect violacé des téguments. Il est vrai qu'il existait en même temps chez ce malade un état inflammatoire du col qui pouvait contribuer à entretenir le gonflement. Nous aurons, du reste, l'occasion de revenir plus tard sur cette observation.

(1) J. Guyot. Arch. gén de méd. 1836.

Un certain nombre de circonstances influent sur la production et la durée de cet œdème ; rare chez les enfants et les jeunes gens, il est plus fréquent chez l'adulte et surtout chez le vieillard. Toutes les causes d'affaiblissement y prédisposent, mais particulièrement certaines affections diathésiques, les maladies du cœur, du foie ou bien encore l'albuminurie.

Nous aurions voulu pouvoir établir le rôle que jouait les varices lorsque le blessé en était atteint, sur la marche de cette complication. Malheureusement nous n'avons pu recueillir qu'un seul cas de fracture de membre variqueux.

Obs. V. — Le nommé Cailet (Jacques), charretier, âgé de 57 ans, est entré à l'hôpital Necker, service de M. Broca, salle Saint-Pierre, n° 36, le 18 décembre 1878. A la suite d'une chute il s'était fait une fracture sous-trochantérienne du fémur droit. Lorsque nous l'avons vu, au mois de janvier 1879, il était dans la gouttière de Bonnet. On avait été obligé de recourir à ce traitement à cause de l'impossibilité de lui appliquer l'appareil à extension permanente. En effet, cet homme qui depuis vingt ans a des varices très développées, présentait à son entrée un vaste ulcère de la jambe malade qui ne permettait pas de lui mettre l'étrier de diachylon.

Malgré le repos et le traitement local appliqué sur l'ulcère, la plaie ne présentait que peu de tendance à la cicatrisation, et le membre tout entier était le siège d'une œdème indolent assez considérable ; en même temps il existait un épanchement de liquide dans le genou.

Après trente et un jours de séjour dans la gouttière on lui applique l'appareil Hennequin, qui prenant pour la traction son point d'appui sur la partie supérieure de la jambe demi fléchie, n'a aucune action fâcheuse sur l'ulcère de la partie inférieure.

Le malade supporte bien ce traitement qui est continué pendant soixante-dix jours. Lorsqu'on l'enlève, l'ulcère qui était recouvert par la couche de ouate est à peu près complètement cicatrisé, mais l'œdème du membre persiste encore.

On continue à garder le malade au lit, et ce n'est que le 12 juin qu'il commence à se lever. L'œdème du membre, qui avait diminué sans cependant complètement disparaître, augmente notablement; la cicatrisation de l'ulcère est complète, mais la raideur du genou qui renferme toujours du liquide rend difficile les premières tentatives que fait le malade pour marcher.

Il part pour Vincennes le 30 juin.

Le 15 octobre il entre de nouveau à la salle Saint-Pierre, n° 34. Il n'y a plus d'œdème du membre, excepté après la marche ; le liquide du genou est résorbé, mais l'articulation est sensiblement plus volumineuse que celle du côté opposé, et on peut à peine obtenir un quart de la flexion normale. Le cal est volumineux, pas douloureux à la pression, et le pied présente un degré assez prononcé de rotation en dehors. La raideur du genou et cette rotation du membre bien plus que le raccourcissement, qui n'est que de 1 centimètre, produisent la claudication pendant la marche. Son ulcère, qui était cicatrisé lorsqu'il est parti pour Vincennes, est de nouveau largement ouvert et de mauvais aspect. On le traite sans grand résultat par le repos au lit et les topiques locaux ; mais comme il ne marche que très lentement vers la cicatrisation, M. Broca lui pratique le 14 décembre une injection de quelques gouttes d'alcool dans le tissu cellulaire qui entoure ses paquets variqueux. Il en résulte sans aucune réaction générale la formation d'un caillot dans la veine ainsi traitée. Rapidement l'ulcère s'améliore, et la cicatrisation fait des progrès. Alors on renouvelle la petite opération le 21 décembre, deux piqûres sont faites à la jambe, et on injecte quelques gouttes d'alcool qui sont également suivies sans aucun accident de la formation de caillots et qui hâtent la gérison de l'ulcère qui était presque cicatrisé le 31 décembre.

Dans ce cas la dilatation pathologique du système veineux et la gêne habituelle de la circulation en retour ont bien été la cause de cet œdème persistant depuis le début du traitement jusque bien après la consolidation. Encore aujourd'hui lorsqu'il marche quelque temps son membre se tuméfie. Mais est-il nécessaire pour expliquer cet œdème d'admettre que l'état antérieur du membre a favorisé le développement d'une thrombose; nous ne le pensons pas, et nous croyons que la seule présence des varices suffit à en rendre compte.

Quant à la difficulté qu'a encore le malade à marcher, elle est due surtout à la raideur du genou qui est une conséquence de la longue durée du traitement. En effet la présence de l'ulcère n'a permis l'application d'un appareil efficace que trente et un jours après l'accident, et de plus la consolidation a été lente à se faire. Ce retard était attribué par Hennequin à l'existence de l'ulcère. Il citait à ce sujet des expériences faites en Allemagne sur des animaux auxquels on fracturait un membre après y avoir préalablement établi une ulcération persistante. Nous manquons de faits pour résoudre la question, aussi nous nous bornons au simple exposé de cette opinion.

Les thromboses qu'on voit persister plus ou moins longtemps après la consolidation des fractures n'ont pas seulement des inconvénients au point de vue des fonctions du membre, elles peuvent encore devenir la cause des plus graves accidents. Nous voulons parler de ces embolies signalées d'abord par Velpeau (1) et bien connues surtout depuis les observations d'Azam (2), de Bordeaux. C'est pendant la convalescence qu'on observe habituellement cet accident, alors que la consolidation du membre étant jugée suffisante, on permet au malade d'essayer quelques mouvements, les efforts qu'il fait pouvant favoriser le détachement d'un caillot, qui transporté par le torrent circulatoire va déterminer des accidents en rapport avec le siège de l'embolus et le calibre du vaisseau oblitéré. Le plus souvent la mort est la conséquence d'une pareille complication.

(1) Comptes-rendus de l'Académie des sciences. 24 avril 1862.
(2) Azam, Bulletins de la Société de chirurgie, 1862.

L'embolie est rare surtout comparée à la fréquence de la thrombose dans les fractures. Durodié, dans sa thèse, ne l'estime pas à plus d'un cas d'embolie sur trois cents de thromboses.

L'embolus peut quelquefois être d'un petit volume et ne déterminer que des accidents passagers, comme dans l'observation que M. Gosselin rapporte dans ses cliniques. Il s'agit d'une femme qui au vingt-septième jour d'une fracture de jambe a été prise tout à coup d'oppression, d'angoisse précordiale et de lipothymie ; accidents qui furent attribués à une embolie trop peu considérable sans doute pour pouvoir déterminer la mort, mais qui plus considérable aurait certainement obstrué tout le calibre de l'artère pulmonaire.

De ces faits il faut conclure qu'en présence d'un œdème dû à une thrombose on doit surtout s'abstenir dans le traitement de toute manœuvre pouvant favoriser le détachement et la migration d'un caillot.

DES RAIDEURS ARTICULAIRES.

La récente discussion engagée à la Société de chirurgie sur l'ankylophobie redonne à cette question un nouvel intérêt d'actualité, surtout à cause de la différence des opinions qui ont été défendues par les maîtres les plus autorisés. Les raideurs articulaires du reste sont une des complications les plus fréquentes et les plus persistantes de la convalescence des fractures. On peut en juger par les lignes suivantes que nous empruntons à Malgaigne : « Il est trop vrai, dit-il, que les raideurs articulaires empêchent les fonctions du membre durant beaucoup plus de temps qu'il n'en a fallu pour la consolidation. J'ai vu des fractures du col huméral, traités par moi-même avec toute la vigilance possible, ne permettre le retour complet des mouvements qu'après deux ou trois mois. J'ai vu un malade traité par Boyer qui n'avait pu marcher librement qu'un an après avoir été renvoyé guéri de sa fracture. J'ai vu des vieillards renvoyés comme guéris de fracture du col du fémur ne pouvoir encore quitter leurs béquilles après quatre ans, après sept ans. J'en ai vu un qui vingt ans après une semblable fracture n'avait pas recouvré la libre flexion du genou. La raideur articulaire est donc la dernière conséquence et le phénomène consécutif le plus persistant après ces lésions, et ce n'est qu'après sa disparition que le membre rentre dans la plénitude de ses fonctions. »

Une complication si fréquente et aussi durable devait nécessairement attirer l'attention des observateurs qui l'ont expliquée de diverses manières ; J.-L. Petit admettait un épaississement de la synoviale par suite de l'immobilité. Duvernoy croyait à une rétraction des ligaments et des muscles. Quant à Boyer, il attribuait l'ankylose à la moindre sécrétion de la synovie, à la raideur et à l'engorgement des tissus périarticulaires.

Tessier (1), s'appuyant sur ses observations cliniques et sur plusieurs autopsies, attribua à l'immobitité les raideurs articulaires consécutives aux fractures. Bonnet (2), qui accepte les conclusions du travail de Tessier, formule ainsi son opinion sur le sujet :

L'immobilité absolue des articulations peut produire :

1° L'épanchement de sang et de sérosité dans les cavités articulaires;

2° L'injection des synoviales et la formation des fausses membranes;

(1) Tessier, Gaz. méd. de Paris, 1841.

(2) Bonnet, Traité des maladies des articulations.

3° L'altération des cartilages;

4° L'ankylose fibro-celluleuse.

Et il ajoute : « La durée de l'immobilité influe plus que toute autre circonstance sur la production de ces accidents. Mais parmi les conditions qui y prédisposent il faut mettre en première ligne l'âge avancé des malades, puis toutes les causes de débilitation et enfin le repos de la totalité du corps. C'est à cette circonstance qu'il faut attribuer l'intensité beaucoup plus grande des lésions produites dans les membres inférieurs que dans les membres supérieurs et dans les articulations temporo-maxillaires. »

Dans ces dernières années Reyher (1), qui a étudié expérimentalement sur les animaux les effets de l'immobilité prolongée sur les articulations, conclut d'une façon un peu différente. D'après cet auteur, l'immobilité complète et prolongée d'une articulation amène la dégénérescence des cartilages articulaires, leur transformation en tissu conjonctif; mais cette lésion est exactement limitée aux points où les cartilages cessent d'être en contact les uns avec les autres et jamais elle ne conduit à une ankylose fibreuse ou cartilagineuse.

Quand au contraire l'immobilité a été interrompue, les mouvements se produisant dans une articulation resserrée par le fait de l'immobilité déterminent un travail inflammatoire; il se produit une synovite hyperplasique, caractérisée par la formation de replis synoviaux qui adhèrent aux cartilages, pénètrent même entre les surfaces cartilagineuses en contact, en déterminent la dégénérescence, et de cette façon arrivent à produire des ankyloses fibreuses ou cartilagineuses.

(1) Reyher, Ueber die weranderungen der Gelenske bei dauernder Ruhe, Deutsche Zeitschrift fur chirurgie, 10 nov. 1873.

Malgaigne, qui combat l'opinion de Bonnet sur l'immobilité, objecte les faits suivants empruntés à Cruveilhier et à Kunoltz ; il s'agit de malades chez lesquels existait une soudure complète de l'articulation temporo-maxillaire d'un coté depuis 83 ans dans un cas, et depuis 60 dans l'autre, sans qu'il y ait pour cela aucune altération de l'autre articulation condamnée au repos depuis si longtemps.

Des faits analogues ont également été observés par MM. Verneuil, Ollier et d'autres chirurgiens pour diverses articulations.

Il en résulte une divergence complète entre les opinions des divers auteurs touchant la cause de ces raideurs articulaires, les uns les attribuant à l'immobilité seule, les autres au contraire à une arthrite inflammatoire. Pour nous, nous rattachant à l'opinion de M. Gosselin, nous admettons au point de vue clinique des arthrites de deux ordres à la suite des fractures des membres.

Les unes ont pour siège les grandes articulations voisines du foyer de la fracture et sont de nature inflammatoire :

Les autres se montrent dans les articulations plus éloignées, surtout les petites, et peuvent être qualifiés d'arthrites d'immobilisation.

Les arthrites d'origine inflammatoire s'observent habituellement dans les articulations en contiguité avec l'os fracturé. La lésion est surtout prononcée dans l'article situé immédiatement au-dessous, bien qu'il y ait à cet égard de nombreuses exceptions.

Un certain nombre de circonstances favorisent le développement de ce travail inflammatoire. En première ligne il convient de citer la pénétration du trait de fracture dans l'articulation. Ces fractures articulaires bien étudiées surtout par Jarjavay (1), ont ordinairement pour conséquence une raideur proportionnelle à la durée et à l'intensité des phénomènes inflammatoires dont l'articulation a été le siège. Aussi dans tous les cas doit-on être en garde contre l'ankylose et par conséquent placer le membre immédiatement après l'accident dans la position la plus favorable pour ses fonctions ultérieures, au cas où l'articulation ne pourrait recouvrer ses mouvements normaux.

Mais l'arthrite se développe encore alors que la fracture n'a aucun rapport direct avec l'article. Quelquefois on peut l'attribuer à la contusion de l'articulation au moment de l'accident. L'entorse même très légère au point de ne déterminer presque aucun phénomène douloureux, peut également provoquer un certain degré d'arthrite, et cela d'autant plus facilement que, par le fait même de la fracture, le membre est déjà le siège de modifications importantes dans ses phénomènes de nutrition, en même temps que d'un certain degré de travail inflammatoire, qu'il est facile de constater par la comparaison de la température locale des deux membres.

Alison, étudiant chez l'enfant l'hydarthrose du genou consécutive aux fractures de cuisse, attribue principalement à des conditions mécaniques les épanchements de liquide. La solution de continuité de l'os ayant déterminé la déchirure des vaisseaux de l'os, de la moelle et du périoste, il en résulte, dit-il, une gêne notable de la circulation en retour dans la synoviale, et comme conséquence un épanchement liquide dans le genou.

M. Berger (2), qui a fait de ce symptôme chez l'a-

(1) Jayavay, th. de conc. 1851.

(2) Berger, De l'arthrite du genou et de l'épanchement articulaire consécutif aux fractures du fémur, th. de Paris, 1873.

duite une étude approfondie en s'appuyant sur l'observation clinique des autopsies et des expériences, ne partage pas cette opinion. Comme M. Gosselin il attribue l'épanchement de liquide dans le genou à la transsudation à travers la synoviale d'une partie du sérum du sang à moitié coagulé épanché dans le foyer de la fracture. Il ne nie cependant pas l'influence que la contusion, l'entorse, la gêne circulatoire peuvent avoir sur la production de cet épanchement et il reconnaît toute l'importance qu'il convient d'attacher aux phénomènes inflammatoires qui en sont la conséquence, mais c'est la transsudation qu'il considère comme la condition essentielle. Cette théorie de la transsudation du sérum à travers le cul-de-sac sous-tricipital a été également défendue par Amodru (1) qui explique le phénomène par les conditions particulières de développement de cette séreuse. Nous n'avons pas à discuter la valeur physiologique des expériences qui tendent à prouver la perméabilité des tissus organiques par les liquides, mais ce que nous pouvons affirmer, c'est que l'opinion de M. Berger est insuffisante pour expliquer tous les cas d'épanchement de liquide dans le genou après les fractures qui atteignent le membre inférieur. On observe en effet l'hydarthrose non-seulement dans les cas de fractures du fémur, mais encore dans les cas de fractures de jambe. Pour ces derniers, il ne saurait évidemment être question de la transsudation, aussi Bieulac (2), qui a pu en peu de temps en réunir plus de vingt observations, considère-t-il

(1) Amodru, De la transsudation des liquides à travers les membranes séreuses, th. de Paris, 1879.

(2) Bieulac, De l'épanchement du genou dans les fractures de la jambe, thèse de Paris, 1879.

cet accident comme une conséquence des troubles nutritifs survenus dans l'état du membre, lorsqu'il est impossible d'invoquer le traumatisme direct de l'articulation.

Quelle que soit la cause de l'épanchement de liquide dans le genou, il n'en est pas moins l'indice d'une arthrite qui même après la résorption du liquide laisse des traces ; car non-seulement il persiste une raideur de la jointure qui met obstacle aux mouvements normaux, mais encore on constate une différence sensible de volume entre les deux genoux lorsqu'on les mesure après la consolidation. C'est un phénomène que nous avons constamment retrouvé chez tous les convalescents de fracture de cuisse que nous avons examinés à Vincennes. Dans plusieurs cas même, en mesurant au compas d'épaisseur la rotule, nous avons trouvé une augmentation de plusieurs millimètres du diamètre transversal de cet os du côté de la fracture, malgré son indépendance complète de l'os divisé, et alors qu'il n'existait aucun engorgement ni aucune tuméfaction des parties molles pouvant induire en erreur.

Le genou est l'articulation qui par le développement de sa synoviale et par sa situation se prête le mieux à l'étude de ces arthrites qui accompagnent les fractures. C'est ainsi que la tuméfaction de la région, l'effacement des dépressions qui existent normalement de chaque côté du tendon rotulien et la saillie du cul-de-sac sous-tricipital de la synoviale, font à première vue soupçonner la présence d'un épanchement liquide dont l'existence est rendue certaine par la facilité qu'on a de percevoir le choc rotulien. La douleur est pour ainsi dire exceptionnelle; d'après MM. Berger et Bieulac elle serait plus fréquente, mais elle est habituellement si légère qu'elle passe inaperçue. Lorsqu'elle existe, c'est surtout au niveau du condyle interne du fémur, aux points d'attache du ligament latéral interne, qu'on la réveille par la pression. Lorsque l'article n'a pas subi l'action directe du traumatisme on observe peu de modifications du côté des parties molles périarticulaires.

Dans les autres articulations, les fractures ne déterminent pas des signes d'épanchement aussi manifestes ; mais l'augmentation de volume de la région et la raideur persistante dont ces articulations sont le siège prouvent bien qu'elles sont aussi atteintes par l'arthrite inflammatoire. Le coude après les factures du bras, l'articulation tibio-tarsienne après les fractures de jambe nous en fournissent de trop nombreux exemples.

Ces arthrites ont une marche silencieuse, elles passent souvent inapercues pendant le traitement, et on n'y songerait pas davantage après la consolidation, si l'augmentation de volume de la région et surtout la difficulté qu'on éprouve à rétablir les mouvements ne venaient attirer l'attention.

Les premiers mouvements du membre fracturé, surtout s'ils sont exagérés, peuvent donner à ces arthrites indolentes d'habitude un certain degré d'acuité caractérisé par la douleur de la jointure et l'augmentation du gonflement.

Quelquefois l'hydarthrose du genou persiste encore après la consolidation et augmente aux premières tentatives que fait le malade pour se servir de son membre. M. Hennequin (1) dit même qu'il est des fractures de cuisse dans lesquelles l'épanchement ne se montre que lorsqu'on lève l'appareil ou que le malade commence à essayer de marcher, et il donne à cet accident le nom d'hydarthrose fonctionnelle.

(1) Hennequin, Des fractures du fémur et de leur traitement.

L'âge a une grande influence sur la marche, la durée et la conséquence de ces arthrites. Chez l'enfant, à l'exception de l'articulation du coude, les raideurs sont rares, et en particulier pour le genou, Alison dit que l'épanchement, suite habituelle des fractures de cuisse, bien loin de déterminer l'ankylose, s'accompagne de la laxité des ligaments et de mouvements de latéralité. Chez l'adulte elles prolongent la convalescence, mais se terminent généralement après un temps variable par le retour complet des fonctions de l'article. Chez les vieillards, au contraire, les raideurs articulaires apparaissent plus vite, et sont beaucoup plus persistantes au point même d'apporter une gêne permanente aux mouvements qui peuvent être plus ou moins complètement abolis. D'où l'indication chez ces derniers d'imprimer le plus tôt possible des mouvements aux articulations menacées.

Mais il n'y a pas que l'âge qui doive être pris en considération dans le pronostic de ces arthrites; l'état général du malade joue un role important. Ainsi la diathèse rhumatismale met le malade dans des conditions moins favorables tant au point de vue de la résorption de l'épanchement, que du retour des mouvements de l'articulation.

Obs. VII. — Camille Howard, âgée de 68 ans, est entré à l'hôpital Necker, dans la salle Sainte-Marie, n° 12, dans le service de M. Broca, le 18 septembre 1878. Cette malade avait eu à plusieurs reprises des attaques de rhumatisme articulaire aigu; elle n'en a pas eu depuis sept ans, mais elle se plaint depuis plusieurs années d'un affaiblissement du côté gauche et de douleurs fulgurantes dans les membres. On a reconnu chez elle les symptômes de l'ataxie locomotrice progressive et elle a été traitée déjà pour cette affection dans plusieurs services. Elle était en traitement à l'hôpital Necker dans une salle de médecine lorsqu'à la suite d'une chute elle se fractura les deux os de la jambe droite, et immédiatement transportée dans le service de chirurgie, on constata une fracture bimalléolaire, et M. Monod, qui remplaçait alors M. Broca, lui fit appliquer immédiatement un appareil plâtré. Il fut laissé en place quarante-cinq jours et la consolidation était complète lorsqu'on l'enleva.

Lorsque nous l'avons vue pour la première fois au mois de janvier 1879, on trouvait la fracture tout à fait consolidée, sans déplacement et le cal peu volumineux. Les symptômes de l'ataxie locomotrice pour laquelle elle avait déjà été traitée persistaient toujours ; mais l'incoordination des mouvements n'était pas très prononcée, ce n'est pas à cette cause qu'on pouvait attribuer l'impossibilité de la marche de notre malade. Du reste, elle se plaignait surtout du genou du côté de la fracture qui était le siège d'une douleur très violente chaque fois qu'elle avait essayé d'appuyer le pied. Cette articulation était en outre très notablement augmentée de volume et renfermait une grande quantité de liquide. Dans le courant du mois de janvier on a combattu cette hydarthrose par l'immobilisation du membre dans une gouttière et l'application de plusieurs vésicatoires; sous l'influence de ce traitement, l'épanchement a diminué sans disparaître cependant complètement, et la malade a pu pour la première fois, le 10 février, commencer à appuyer le pied sans éprouver une trop vive douleur dans le genou. Elle est restée encore dans le service jusqu'à la fin du mois, ne marchant qu'avec la plus grande difficulté à cause de son genou, qui était toujours le siège d'un certain degré de douleur pendant la marche. Néanmoins elle a pu partir pour le Vésinet le 26 février. Elle rentre de nouveau dans le service le 10 avril pour obtenir un certificat, et nous constatons que l'épanchement du genou persiste encore et s'accompagne d'une raideur de l'articulation qui permet à peine un quart de la flexion normale.

Chez cette malade dont la fracture s'est consolidée régulièrement, on ne peut pas attribuer à la diathèse rhumatismale seule la longue durée de l'épanchement et de la douleur qui sont venus entraver la convalescence, car les phénomènes ataxiques qu'on a observés chez elle peuvent bien y avoir contribué. On connaît en effet, depuis les travaux de M. Charcot, l'influence de l'ataxie locomotrice sur le développement des arthropathies. Mais cette observation n'en établit pas moins nettement pour cela l'influence que les états pathologiques antérieurs des malades peuvent avoir sur la convalescence des fractures des membres.

Il n'y a pas que les arthrites de nature inflammatoire qui présentent des inconvénients au point de vue des fonctions du membre; les arthrites dites d'immobilisation étudiées par Tessier peuvent elles aussi avoir de graves conséquences. Elles atteignent surtout les petites articulations, comme le fait observer M. Gosselin, les grandes pouvant être sans inconvénient immobilisées un temps assez long.

Malgaigne rapporte le fait suivant qui montre toute l'importance qu'on doit attacher au traitement de ces arthrites; car elles peuvent devenir, lorsqu'on les néglige, une cause d'infirmité durable pour les malades.

Obs. VI. — Un colon de la Havane avait eu une fracture du col huméral; pendant tout le traitement on lui avait appliqué la main étendue sur la poitrine; lorsqu'on ôta l'appareil les doigts étaient raides et incapables d'aucune flexion. On le leurra de l'espoir que le temps lui en rendrait l'usage, et plusieurs mois s'étant écoulés sans succès, on lui conseilla les eaux de Barèges. Il vint donc en France et me consulta en passant à Paris. Déjà sept à huit mois s'étaient écoulés depuis son accident; je jugeai qu'il n'y avait pas de temps à perdre, et je l'engageai fortement à rester à Paris. Mais d'autres motifs encore l'attiraient aux Pyrénées, il perdit trois ou quatre mois, revint dans le même état apparent, mais en réalité avec une raideur accrue en raison de son ancienneté. J'essayai alors vainement de tous les moyens, cataplasmes, frictions, onctions huileuses, pour favoriser les mouvements que je tentais chaque jour. Les mouvements légers n'avançaient à rien, les mouvements un peu forts amenaient du gonflement et de la douleur qui nous obligeaient à faire halte. Enfin après un mois entier d'essais et de souffrance, le malade bien que ferme et courageux ne voulut pas pousser plus loin, préférant conserver sa main estropiée que de subir les cruelles douleurs d'un traitement dont je ne pouvais même lui garantir l'issue.

Cette observation démontre bien l'utilité qu'il y a à imprimer de bonne heure des mouvements aux petites articulations, et cependant dans son travail qu'il a communiqué à la Société de chirurgie (1) sur l'ankylophobie, M. Verneuil proscrit complètement les manœuvres faites en vue de prévenir ou de combattre les raideurs articulaires, la mobilisation naturelle devant suffire seule pour rétablir le jeu de l'articulation. Il ajoute même que les tentatives de mobilisation artificielle sont souvent suivies d'une recrudescence des phénomènes inflammatoires du côté de l'article qui ont pour conséquence d'augmenter encore les raideurs qu'on voulait combattre. M. Berger, qui accepte cette opinion complètement, a produit dans la discussion qui a suivi la lecture du mémoire de M. Verneuil plusieurs faits dans lesquels des tentatives de mobilisation, prudemment dirigées cependant, n'eurent pour résultat que de réveiller l'inflammation. MM. Duplay et Trélat, tout en acceptant pour les grandes articulations les principes de M. Verneuil, font observer cependant, que lorsque l'arthrite a été légère, qu'elle atteint les petites articulations des doigts, des orteils, du poignet et même la tibio-tarsienne, ou mieux lorsqu'il s'agit non d'une arthrite proprement dite mais d'une périarthrite, les mouvements imprimés, le redressement brusque, le massage

(1) Bull. de la Soc. de chir., 1879.

peuvent rendre de réels services, et qu'il y aurait inconvénient à y renoncer. Quant à M. Després il s'élève très vivement contre la pratique de M. Verneuil. La mobilisation naturelle, d'après lui, ne sera jamais suffisante ; les malades n'osent de peur de souffrir fléchir ou étendre leur jointure, il faut que la chirurgie s'en mêle. Il termine en disant qu'il considère l'opinion de M. Verneuil non seulement comme une imprudence, mais même comme une hérésie chirurgicale. Enfin M. Le Fort lit sur la question un important travail dont nous retiendrons seulement les points qui ont trait à notre sujet, et qui nous paraissent résumer la conduite à tenir pour prévenir et combattre les raideurs articulaires consécutives à la consolidation des fractures.

L'immobilité prolongée est-elle sans inconvénient? Oui, répond M. Verneuil. Non, répond M. Le Fort. La mobilisation naturelle est-elle suffisante pour rendre à une articulation les mouvements qu'elle a perdus? Oui, répond M. Verneuil. Non, répond M. Le Fort. La mobilisation artificielle rendra-t-elle les mouvements que n'a pu donner la mobilisation naturelle? Non, répond M. Verneuil. Oui, répond M. Le Fort, qui ajoute: Certainement l'immobilisation prolongée ne produit pas l'ankylose vraie, la fusion osseuse, mais elle détermine des raideurs périarticulaires et l'immobilité de la jointure, ce qui pour le malade revient au même. Il survient, d'ailleurs, des troubles profonds et j'ai été surpris, moi qui cependant suis ankylophobe, des altérations qu'on m'a fait constater sur la surface articulaire des jointures d'animaux longtemps immobilisés. Du reste, ne les observons-nous pas dans les services où l'on se sert encore de la palette dans les fractures de l'extrémité inférieure du radius? Les articulations des phalanges sont complètement enraidies. Je sais bien que la mobilisation naturelle rendra en deux ou trois mois le mouvement à ces articulations, mais n'est-ce donc rien pour un pauvre diable, qui le plus souvent a besoin de gagner sa vie, que de garder inutile une main que la mobilisation artificielle pourrait lui restituer en quelques jours ?

Même remarque pour le membre inférieur. Je mobilise dès que cette manœuvre me paraît sans danger et l'on peut voir les résultats que m'a donnés cette pratique. M. Delthil, dans sa thèse de 1869, étudie à Vincennes les résultats obtenus sur des malades qui lui viennent des principaux hôpitaux de Paris. 40 malades sont examinés par lui, 4 viennent de mon service; or, justement ce sont chez ceux-là qu'il constate les meilleurs résultats ; les mouvements sont revenus beaucoup plus tôt que dans les autres faits; j'attribue ce succès aux mouvements, certainement prudents, modérés, mais réitérés que j'imprime au plus tôt à l'articulation.

M. Le Fort examine ensuite les cas de fractures articulaires ; la fréquence des ankyloses dans ce cas, la nécessité de mettre le membre dans une bonne position ; mais il montre encore les bienfaits que la mobilisation artificielle procure, et dans certains cas l'excellence de cette pratique : il a obtenu des guérisons complètes dans des cas où des brides fibreuses articulaires étaient si courtes que l'on pouvait croire à une fusion osseuse, à une ankylose vraie.

A ces raideurs articulaires, dont nous avons suffisamment indiqué toute la gravité lorsqu'elles ne sont pas traitées, il convient d'ajouter la rigidité des tissus fibreux périarticulaires et les rétractions des gaines synoviales. Au sujet des fractures du radius, Hervez de Chégoin (1) a

(1) Hervez de Chégoin, De la rigidité de la main après la fracture du radius, Union médicale, 15 avril 1848.

particulièrement étudié cette question sur laquelle nous reviendrons en traitant des fractures en particulier. Nous examinerons également à ce moment-là les moyens proposés par Buzot (1), qui pense pouvoir diminuer ou même prévenir les raideurs en plaçant les articulations dans une bonne position, et qui indique quelle elle est pour chacune d'elles. Morel Lavallée (2), également pénétré de tous les inconvénients de cette complication de la convalescence des fractures, s'était déjà préoccupé de trouver dans les appareils un moyen de lutter contre les dangers d'une immobilisation trop longtemps prolongée. Mais les appareils articulés qu'il préconisait n'ont pas prévalu malgré les bons résultats rapportés par Bosia (3), parce qu'ils ne maintiennent pas suffisamment les fragments, ce qui est la première condition à remplir dans le traitement des fractures.

DE L'ATROPHIE MUSCULAIRE.

Aux raideurs articulaires il convient d'ajouter l'insuffisance du système musculaire qui vient encore augmenter les nombreuses causes qui empêchent le rétablissement complet des fonctions du membre.

Tous les auteurs ont signalé la diminution de volume du membre fracturé lorsqu'on le retire de l'appareil et

(1) Buzot, Des raideurs articulaires consécutives au traitement des fractures, th. de Paris, 1873.

(2) Morel Lavallée, Nouveau moyen très simple de prévenir les raideurs et l'ankylose dans les fractures. Bandage articulé. Bulletin de thérapeutique, t. 58, p. 202.

(3) Bosia, De la prophylaxie des raideurs articulaires dans le traitement des fractures, th. de Paris, 1861.

qu'il n'existe pas d'œdème; mais tous ne l'ont pas expliqué de la même manière. Malgaigne, qui attribue surtout cette atrophie à l'inaction prolongée et à la compression exercée par les appareils, s'exprime ainsi au sujet du système musculaire : « Les muscles bien moins nourris remplissent d'abord moins bien leurs fonctions ; les mouvements sont vacillants, et le sujet lui-même a l'instinct de la faiblesse du membre et demeure quelque temps sans oser s'y fier. »

C'est M. Gosselin (1) qui a le premier étudié cette altération des muscles d'une manière spéciale et qui a montré qu'on devait la considérer comme une des conséquences les plus fréquentes de la suite des fractures.

Cette atrophie est bien apparente et bien facile à constater dans la plupart des cas quand le gonflement œdémateux a disparu. Comparé au membre du côté opposé on trouve à la mensuration une différence de plusieurs centimètres qui peut aller jusqu'à 6 ou 7 dans certaines fractures d. cuisse.

Quel que soit le siège de la fracture l'atrophie est à peu près constante, elle est cependant plus marquée dans les cas de fractures compliquées qui ont longtemps suppuré; mais elle existe aussi dans des fractures en apparence des plus légères comme celles de l'épitrochlée. César (2) en a rapporté des exemples manifestes qu'on ne peut attribuer à une lésion du cubital.

Il est difficile de préciser à quel moment elle commence, c'est habituellement quand la consolidation est terminée qu'on la constate. La diminution de volume et l'affaiblis-

(1) Gosselin, Gaz. hebd. de méd. et de chir., 1856 et Cliniques chirurgicales, t. I.

(2) Cesar, Des fractures de l'épitrochlée, th. de Paris, 1876.

sement du membre sont les seuls signes par lesquels elle se traduit.

C'est sur le segment du membre qui est le siège de la fracture qu'elle est surtout prononcée, mais elle peut s'étendre à tout le membre. Elle diffère de l'atrophie qui succède aux arthrites et qui ont été bien étudiées par Valtat (1) en ce qu'elle ne se localise pas plus spécialement à certains groupes musculaires et que son action les atteint tous au même degré.

M. Gosselin a reproduit sur les animaux cette atrophie. Les muscles de la cuisse d'un cochon d'Inde, plusieurs mois après une fracture expérimentale, étaient restés plus pâles et moins volumineux que ceux du côté opposé. Pesés comparativement, les muscles du membre sain pesaient 9 gr., 50; ceux du côté malade, 7 gr., 50.

Lejeune (2), qui dans sa thèse inaugurale s'est inspiré des idées de M. Gosselin, a pu, sur un malade mort à l'hôpital Cochin, peser séparément chacun des muscles en particulier, et il a trouvé pour chacun d'eux une différence notable.

Cette atrophie ne se répare malheureusement qu'avec une extrême lenteur, quels que soient les moyens employés pour activer leur nutrition, tel que l'emploi des courants continus.

M. Berger a constaté dans un cas, huit ans après une fracture de cuisse, que la mensuration donnait un avantage de 6 centimètres pour le membre sain.

On l'observe chez l'enfant comme chez l'adulte; mais, sauf le décollement épiphysaire, elle persiste bien moins

(1) Valtat. Des atrophies musculaires consécutives aux maladies des articulations. Thèse de Paris 1877.

(2) Lejeune. Thèse de Paris 1859.

longtemps chez l'enfant et finit même par disparaître complètement; tandis que chez l'adulte elle peut durer toute la vie. Cette atrophie a pour conséquence fatale l'affaiblissement du membre; elle est très marquée après la consolidation, alors que les malades commencent à essayer de se servir de leur membre; ils disent très bien que leur jambe a peine à les soutenir, et lorsqu'il s'agit du membre supérieur il est facile de constater le fait au dynamomètre. Nous l'avons observé bien souvent, mais sans pouvoir déterminer, d'après les malades que nous avons examinés, si les fractures du bras ont plus d'influence que celles de l'avant-bras. Un de nos malades, qui avait eu une fracture du radius du côté droit, consolidée depuis au moins un mois, et qui présentait une atrophie des muscles de l'avant-bras, peu prononcée, pouvait marquer au dynamomètre à peine 15 kilogrammes du côté malade, tandis que du côté opposé (le bras gauche) il montait à 55. Assurément, dans ce cas, il y avait un certain degré de paralysie ou plutôt de parésie, analogue à celle qu'a signalé Valtat dans les atrophies consécutives aux arthrites. Cette période de parésie est du reste assez passagère et quelques mois après la consolidation on voit la face musculaire revenir très sensiblement égale à celle du côté opposé, alors cependant qu'il persiste encore une atrophie notable.

Sans entrer dans l'étude anatomo-pathologique de cette atrophie musculaire et avant d'examiner les causes qui la produisent, nous devons dire que d'après les recherches de M. Gosselin, les examens microscopiques consignés dans la thèse de M. Olivier (1) et les travaux plus récents de M. Hayem (2), la lésion atteint également la fibre mus-

(1) Olivier. Des atrophies musculaires. Thèse d'agrégation. Paris 1869.

(2) Hayem. Dictionnaire encyclopédique, article Muscles et recherches sur l'anatomie pathologique des atrophies musculaires. Paris 1877.

culaire et le tissu conjonctif inter-fibrillaire. Au fur et à mesure que les fibres musculaires s'atrophient, le tissu interstitiel s'épaissit et se charge de vésicules adipeuses plus ou moins abondantes. Dans cette forme d'atrophie les fibres subissent une diminution de volume, mais pas toutes également, et elles sont irrégulièrement disséminées dans le muscle. Leur striation est moins apparente et on constate nettement qu'il y a une prolifération des noyaux du sarcolemme. Il est probable, dit M. Gosselin, que la lésion capitale est une diminution du volume des fibrilles, lesquelles, cependant, n'ont perdu ni leur structure ni leur fonction de contractilité. On peut aisément, du reste, s'assurer de ce dernier fait par l'électricité; on constate seulement que le muscle répond plus lentement à l'excitation de cet agent.

Malgaigne attribuait la lésion qui nous occupe à l'immobilité prolongée et à la compression exercée par les appareils. Mais les faits sont complètement contraires à cette doctrine. Si l'immobilité peut produire la raideur des petites articulations, elle n'a que bien peu d'influence sur la production de l'atrophie. J'en citerai comme exemple l'observation d'un malade traité cette année-ci à l'hôpital Necker.

Obs. 8. — Léon Chanet, charretier, âgé de 47 ans est entré à la salle St-Pierre, lit 42, le 12 avril 1879. Il présentait à son entrée une tumeur du volume du poing, fluctuante, indolente à la pression et sans changement de coloration de la peau. Elle siégeait au niveau de l'angle inférieur de l'omoplate droite. M. Richelot qui remplaçait alors M. Broca, diagnostiqua un abcès froid dont il fit ouverture et qu'il traita ensuite par la méthode antiseptique. Aucun accident n'accompagna cette intervention ; mais comme le foyer de l'abcès ne présentait aucune tendance à l'accolement de ces parois, on immobilisa tout le membre au moyen d'une écharpe et d'une bande silicatée afin d'empêcher les mouvements de l'omoplate qui s'opposaient à la cicatrisation. Le malade est resté ainsi le membre droit complètement fixé par l'appareil pendant deux mois et demi. Lorsqu'on l'a retiré il existait une certaine raideur du coude et des articulations des phalanges, mais le volume du membre était encore comme avant le traitement supérieur à celui du côté opposé. Il n'y avait donc eu par suite de l'immobilisation aucune atrophie du système musculaire.

D'autres observateurs ont pensé que l'atrophie succédait surtout aux décollements épiphysaires, ou tout au moins aux fractures voisines des articulations. Dans ces cas, elle se rattacherait aux atrophies consécutives aux arthrites. Si on peut admettre à la rigueur cette théorie pour certains faits et en particulier pour les fractures articulaires, il faut bien reconnaître qu'elle est loin de s'appliquer à la généralité des observations et qu'il faut chercher ailleurs la cause de la diminution de volume du membre qu'on observe, après la consolidation de la fracture.

Nous n'admettons pas davantage l'opinion de ceux qui invoquent l'action du traumatisme portant sur des nerfs de petit volume ne donnant lieu à aucun accident, mais suffisant pour entraver la nutrition du membre.

Nous pensons que c'est dans l'état local du membre fracturé qu'on doit chercher la raison de cette atrophie. C'est, du reste, ainsi qu'a procédé M. Gosselin. Il admet que l'atrophie, qui est la compagne obligée de toute fracture, ne doit être attribuée ni à la compression des appareils, ni à l'immobilité. Pour lui, elle est la conséquence d'un changement dans la répartition des matériaux nutritifs du membre; le cal exigeant pour se former un apport plus grand au niveau de la solution de continuité. Et cette déviation, ce trouble dans la nutrition du membre, se produiraient encore, une fois la consolidation terminée, à cause de l'hyperostose dont est le siège l'os fracturé.

Cette explication nous paraît encore passible d'un certain nombre d'objections. Nous voyons en effet se produire des atrophies musculaires, parfois assez prononcées à la suite des fractures les plus légères, telles que la fracture de l'épitrochlée, comme César en a rapporté plusieurs exemples. Il semble bien difficile que, pour fournir à un travail de réparation d'aussi peu d'importance, la dérivation nutritive soit telle qu'il en résulte un amoindrissement de tout le membre. De plus, si la déviation des matériaux nutritifs était seule en cause dans la production de l'atrophie, les organes des régions qui deviennent le siége de néoplasmes volumineux et de croissance rapide devraient offrir des atrophies rapides aussi ; et cependant on ne l'observe pas. Il faut néanmoins reconnaître qu'un membre qui est le siège d'une suppuration prolongée, ou qui a à fournir à un travail notable de réparation, finit généralement par présenter une atrophie plus ou moins prononcée. Mais alors nous sommes bien loin des conditions habituelles d'une fracture simple.

Pour nous, nous pensons qu'il faut attribuer l'atrophie consécutive aux fractures, principalement aux phénomènes inflammatoires dont le membre fracturé est le siège pendant le travail de consolidation. Plusieurs causes se réunissent pour favoriser leur développement. D'abord la contusion des muscles, qui se produit dans la plupart des cas, soit par l'action même de l'agent qui détermine la fracture, soit par le déplacement des fragments dans les fractures indirectes, et qui est considérée par M. Olivier, dans sa thèse d'agrégation, comme suffisante pour déterminer l'atrophie. De plus, les fractures, quels que soient leur cause et le mécanisme de leur production, s'accompagnent toujours d'une infiltration plus ou moins considérable de sang qui fuse dans les interstices musculaires, souvent loin du siège de la solution de continuité, puisque c'est à cette cause que M. Berger attribue l'hydarthrose du genou dans les cas de fractures du col du fémur. Cet épanchement de sang, qui se résorbe en général pendant la durée du traitement, ne doit-il pas déterminer une certaine réaction inflammatoire et ne peut-on pas admettre qu'il provoque une perturbation dans la nutrition du membre. Enfin, on sait par les travaux de M. Gosselin que c'est par un véritable travail inflammatoire que l'os se consolide. Il devient le siège d'une ostéite qui ne doit pas être sans retentissement sur les parties molles avoisinantes. Mais il y a encore un autre motif qui nous engage à considérer cette atrophie comme d'origine inflammatoire, c'est l'élévation de la température locale du membre fracturé, comparé au membre sain qu'on constate après la consolidation. Voici du reste, à cet égard, quelques chiffres que nous avons recueillis dans le service de clinique du professeur Broca, à l'hôpital Necker.

Obs. 9. — Dalecker, (Pierre), maçon, âgé de 49 ans, entré le 23 juin 1869, salle St-Pierre, n° 9. — Fracture du tiers inférieur du fémur gauche à la suite d'une chute, traitée par l'extension continue, et qui s'est consolidée régulièrement. Le 20 septembre, avant qu'il n'ait essayé de se lever, la température locale du membre fracturé est de 34,4, celle du côté sain 33,5. La mensuration donne une différence de 2 centimètres en circonférence à l'avantage du membre droit; il n'y a pas d'œdème du côté malade et rien ne permet d'attribuer à des troubles circulatoires l'élévation de la température.

Obs. 10. — André (Paul), journalier, 27 ans, entré le 21 juillet salle St-Pierre, n° 7, pour une fracture du péroné droit par divulsion à la suite d'un faux-pas. Traité d'abord par l'appareil de Scultet puis la gouttière platrée qui est enlevée le 28 août. La température locale prise au lit le 29, avant que le malade se soit encore levé donne 34,2 pour le côté fracturé et 33,4 pour le côté sain.

Obs. 11. — Lafaurie Hyppolite, 35 ans, maçon, entré le 29 juillet 1879 salle St-Pierre, n° 14. Fracture compliquée des deux os de la jambe tiers moyen. Traité par l'appareil ouaté, puis l'appareil de Scultet et enfin la gouttière platrée. Le 17 septembre le malade ne s'est pas encore levé mais la consolidation est complète; il persiste encore un certain dégré d'œdème, la température du membre fracturé est de 34,2, celle du côté opposé de 33°.

Lorsque le malade commence à se lever, si on prend la température locale alors que les membres sont dans la position verticale, la gêne de la circulation qui se produit détermine une élévation plus sensible du thermomètre.

Obs. 12. — Ribot (François), journalier, âgé de 53 ans, est entré à la salle St-Pierre, lit n° 33, le 7 juillet 1879, pour une fracture simple des deux os de la jambe droite au tiers moyen. Le 1er septembre la consolidation était complète et le malade essayait de marcher depuis quelques jours. La température locale, prise le matin avant qu'il se soit levé, donnait 31,8 pour le côté fracturé et 31° pour le membre sain. Nous l'avons fait ensuite lever et marcher pendant un moment, puis il s'est assis et nous avons appliqué de nouveau les thermomètres; du côté droit nous avons trouvé 33,1, du côté gauche 31,5.

Nous pourrions multiplier les exemples puisque nous avons toujours constaté une différence sensible de température entre les deux membres, chaque fois que nous l'avons cherchée, même trois mois après l'accident, comme dans le cas que nous avons cité pour la fracture du fémur; mais ces quelques observations suffisent pour établir le fait qui vient à l'appui de notre opinion sur l'existence d'un travail d'inflammation chronique dans tout le membre fracturé. Valette (1), de Lyon, accepte également la myosite comme cause de l'atrophie musculaire, car ainsi qu'il le fait observer, c'est surtout dans les cas de fractures compliquées, lorsque le membre a été le siège d'une suppuration prolongée, que l'atrophie musculaire est le plus prononcée, et l'état de la fibre musculaire elle-même avec la disparition de ses stries, la prolifération des noyaux de son sarcolemme, le développement du tissu conjonctif interfascicula ire semble confirmer son opinion sur la nature de ce processus. Du reste, à cet état d'inflammation en quelque sorte subaiguë du membre, s'ajoutent toutes les autres causes signalées par les auteurs : les lésions nerveuses, la déviation des matériaux nutritifs, l'immobilité prolongée et enfin l'action des appareils. Cette dernière cause, il est vrai, est plus discutable, car on voit des membres fracturés qui n'ont nullement été renfermés dans les appareils et qui sont cependant atteints d'atrophie musculaire très sensible. Elle se produit même dans les fractures traitées par l'extension continue, bien qu'alors la tonicité musculaire ait été maintenue en jeu pendant toute la durée de la consolidation par l'action des poids; où mieux de la traction élastique que M. Broca emploie habituellement avec le plus grand avantage, pour lutter contre les muscles.

(1) Valette. Dictionnaire de médecine et chirurgie pratiques, art. Fracture.

Mais quelle que soit la cause de l'atrophie, il importe de la signaler comme un accident à peu près inévitable et auquel il est très difficile de remédier, dit M. Gosselin, qui a essayé en vain la gymnastique, le massage, l'électricité, sans pouvoir rendre aux membres ainsi affectés leur volume primitif.

DE L'HYPEROSTOSE ET DE L'ALLONGEMENT DES OS APRÈS LA CONSOLIDATION.

La consolidation des fractures, avons-nous dit, est sous la dépendance d'un travail inflammatoire dont nous venons de montrer les conséquences du côté des articulations et du système musculaire; il nous reste à parler des phénomènes qui se passent au niveau du foyer de la fracture, parce que, par leur propagation, ils peuvent être le point de départ de modifications nutritives de l'os tout entier, qui ne sont pas sans inconvénient sur le fonctionnement ultérieur du membre.

M. Gosselin s'exprime ainsi à ce sujet : « Je suis autorisé à vous dire qu'en définitive le travail de la consolidation des fractures est sous la dépendance d'une modification de la vitalité des fragments que nous ne pouvons pas rapporter à autre chose qu'à l'ostéite, et que la variété d'ostéite qui intervient ici est celle que Gerdy a nommée condensante. Je vais même plus loin, dans les fractures diaphysaires des os longs, l'intervention de cette forme condensante de l'ostéite paraît nécessaire. »

Cette ostéite condensante se propage fréquemment à la diaphyse tout entière. Dans les fractures du fémur par exemple, même dans celles du col lorsque l'œdème des parties molles permet d'apprécier le volume des condyles comparativement des deux côtés, on constate dans presque tous les cas une différence de volume très sensible du côté fracturé. Nous avons fait de nombreuses mensurations au compas d'épaisseur pour éviter autant que possible les causes d'erreur dues aux parties molles périarticulaires. Les différences entre les deux côtés ont varié de 5 à 25 millimètres, et cela chez des malades atteints d'anciennes fractures du fémur. L'un d'eux, qui était entré à Necker, dans le service de M. Olivier, pour des coliques saturnines, avait eu sa fracture qui siégeait au tiers moyen cinq ans auparavant. La rotule elle-même présente souvent, mais surtout chez les vieillards, un élargissement transversal. Chez un malade de 47 ans, qui avait été envoyé à Vincennes pour une fracture sous-trochantérienne remontant à quatre mois environ, mais qui ne commençait à marcher que depuis trois semaines, la rotule du côté sain mesurait 62 millimètres, et celle du côté fracturé 67 millimètres. Il n'y avait pas de gonflement des parties molles ; la rotule était très facile à explorer ; il n'y avait aucune cause d'erreur possible dans notre mensuration. Mais habituellement la différence est bien moins sensible, elle est de 2 à 3 millimètres en moyenne.

L'augmentation de volume des malléoles, après les fractures de jambe, est, elle aussi, bien facile à constater Elle détermine, alors même qu'il n'y a eu aucun diastasis articulaire, un agrandissement notable du diamètre bimalléolaire qui existe non seulement dans les fractures de l'extrémité inférieure, mais dans toutes celles du corps de l'os. Chez un boulanger de 34 ans, qui était à Vincennes en convalescence, pour une fracture consolidée du tiers supérieur du tibia, due au passage d'une roue de voiture, on trouvait au compas d'épaisseur que le diamètre bimalléolaire du côté sain était de 89 millimètres, tandis qu'il était de 97 millimètres du côté fracturé. Il n'y avait pas d'œdème des parties molles.

Dernièrement nous avons enlevé à l'hôpital Necker les deux clavicules d'un homme qui avait succombé à la suite d'une gelure étendue. La clavicule droite, qui avait été fracturée au niveau de son extrémite interne deux ans auparavant, présentait encore un volume sensiblement supérieur à celle du côté opposé.

Aux membres inférieurs l'augmentation de volume des extrémités de la diaphyse fracturée n'a pas grande importance; mais au bras,, surtout chez les jeunes sujets, elle peut avoir pour effet de diminuer les cavités olécrânienne et sigmoïdienne de l'extrémité inférieure de l'humérus et venir mettre ainsi obstacle à l'étendue des mouvements de l'articulation du coude. Cette augmentation de volume de tout le corps de l'os fracturé et surtout de l'épiphyse inférieure tend à diminuer avec le temps, facile à reconnaître au début, elle ne se retrouve guère dans les fractures anciennes.

Nous avons en effet examiné un grand nombre de malades atteints d'anciennes fractures, qui rentraient à l'hôpital pour une affection quelconque, et ce n'est que très exceptionnellement que nous avons rencontré la persistance de ces hyperostoses qu'on observe à peu près constamment pendant la période de la convalescence.

M. Gosselin, cependant, rapporte dans ces cliniques un exemple très manifeste d'hyperostose persistante : « Il s'agit d'un malade âgé de 40 ans qui a eu une fracture de jambe il y a trois ans. Il en a bien guéri, n'a pas conservé de saillie du fragment supérieur, et à partir du même mois a pu marcher assez facilement ne conservant aucune raideur articulaire ou tendineuse. Seulement le tibia est resté volumineux au-dessus et au-dessous de l'endroit fracturé. Ce n'est pas le cal seul qui donne cet excès de volume, comme le fait quelquefois le cal périphérique de la sixième à la douzième semaine qui suit l'accident. Non si le cal (celui que Dupuytren appelait provisoire) a été très volumineux un moment, il ne l'est plus aujourd'hui parce qu'il s'est résorbé, comme cela a lieu d'habitude. Mais le tibia s'est hypertrophié, et est resté tel depuis la fin du traitement, c'est-à-dire que l'ostéite qui s'est développée pendant et pour la consolidation, a dépassé sans que nous puissions dire pourquoi les limites qui étaient nécessaires à la formation du cal, elle s'est propagée à presque toute la diaphyse, et y a pris les caractères de l'ostéite hypertrophiante, tout en conservant au niveau des fragments ceux de l'ostéite réparatrice. Aujourd'hui ce n'est plus une ostéite, si vous voulez, puisqu'il n'y a plus de douleurs continuelles ; c'est ce que nous appelons l'hyperostose, et cette lésion qui d'ailleurs est sans inconvénient est absolument irrémédiable. »

Les fractures une fois consolidées n'empêchent pas la croissance normale de l'os si le sujet est encore à l'âge où elle se produit. Baizeau et Herpin de Genève ont même appelé l'attention sur l'allongement de l'os qui, chez les enfants, pourrait se produire après la consolidation. En faisant l'autopsie d'un enfant de 5 ans, Baizeau constata que les deux fémurs étaient à 1 mil. près de longueur égale, bien qu'il y eût un chevauchement considérable. Herpin de son côté a vu chez deux jeunes enfants un raccourcissement de 3 centimètres, consécutif à une fracture du fémur, disparaître en une année. Ces faits trouvent leur explication dans la propagation du travail inflammatoire, propagé du foyer de la fracture jusqu'au cartilage épiphysaire.

Mais lorsque la solution de continuité siège au niveau même de ce cartilage épiphysaire, lorsque en un mot il y a décollement de l'épiphyse, on doit craindre, dit Holmes (1), un arrêt de développement, et Jonathan-Hutchinson en cite plusieurs exemples.

De son côté Bouchut rapporte que dans un cas de décollement de l'épiphyse inférieur du tibia, sans lésion du péroné, Nélaton a vu le cal qui succède à la disjonction épiphysaire arrêter l'accroissement en longueur de cet os, tandis que le péroné s'allongeant fit dévier le pied en dedans, et détermina un pied bot varus.

DU CAL.

L'évolution du cal n'est pas terminée habituellement lorsque le chirurgien jugeant la consolidation suffisante permet au malade de reprendre l'usage de son membre. Le cal phériphérique (cal provisoire de Dupuytren) est généralement volumineux, et ce n'est qu'à la longue qu'il diminue progressivement; mais il n'apporte généralement pour cela aucune gêne aux mouvements. Dans quelques cas cependant il peut devenir exubérant au point de refouler les parties molles, de distendre même et tirailler la peau qui menace de s'ulcérer. Laugier (2), dans sa thèse de concours, en a rapporté plusieurs exemples. Parmi les plus graves accidents que peut déterminer cette exubérance du cal, il convient de signaler la com-

(1) Holmes. Thérapeutique chirurgicale des malades de l'enfance.

(2) Laugier. Des cals difformes. Thèse ce concours 1841.

pression ou l'emprisonnement d'un tronc nerveux par la masse osseuse de nouvelle formation. La névrite qui en est la conséquence se traduit par des douleurs à forme névralgique, et plus tard même par des paralysies localisés. Mais le symptôme prédominant est habituellement la douleur qui résiste à tous les traitements médicaux. Elle peut acquérir une telle intensité qu'on a vu des malades désespérés venir réclamer avec insistance l'amputation du membre pour être délivré de ces pénibles accidents. Tillaux, dans sa thèse d'agrégation (1866), Weir Mitchell, Avezou en ont rapporté plusieurs exemples.

Pasturand (1), qui a réuni un certain nombre d'observations, de compression des troncs nerveux par le cal, a même essayé de démontrer qu'on pouvait considérer cette complication comme la cause presque exclusive des cals douloureux. Il en tire la conclusion que tout traitement médical doit nécessairement échouer dans la plupart des cas, et qu'il faut recourir à une intervention chirurgicale pour obtenir la guérison du malade. Nous dirons en quoi consiste cette intervention en parlant de quelques fractures en particulier.

Il existe cependant d'autres causes qui peuvent déterminer la persistance des phénomènes douloureux au niveau du foyer de la fracture après la consolidation. M. le professeur Gosselin a cité plusieurs cas dans ses leçons cliniques; de cals douloureux dans lesquels il était impossible d'invoquer une lésion nerveuse. Ils coïncident habituellement avec un retard de la consolidation et ne se traduisent extérieurement par aucune modification de l'aspect du membre. Voici du reste ce que ce chirurgien dit, à cet égard, après avoir rapporté l'observation d'une femme de

(1) Pasturand. Des cals douloureux. Paris 1875.

30 ans, atteinte d'une fracture du tiers inférieur de la jambe gauche, qui ne s'est consolidée qu'au bout de trois mois : « Nous avons examiné cette jambe ; vous avez reconnu, avec moi, un cal très régulier, et à part un très léger gonflement, auquel je ne peux pas donner le nom d'hyperostose, au niveau de la fracture, la conformation est excellente. Mais la pression en ce point éveille la douleur. Qu'est-ce donc que cette douleur persistante? Je ne peux pas la placer ailleurs que dans le tibia, et comme nous sommes convenus d'expliquer par une ostéite tous les phénomènes anatomo-physiologiques qui surviennent du côté des os, après les fractures et pendant leur consolidation, je suis obligé de vous dire que cette femme a eu une ostéite, comme tous ceux qui ont eu une fracture, mais que cette ostéite, sans avoir pris la forme suppurative et sans montrer aucune tendance à la prendre, a différé de celles que nous voyons en pareil cas par l'intensité et la persévérance de la douleur. Je me sers depuis longtemps du mot ostéite, à forme névralgique, pour indiquer cette variété que nous observons aussi quelquefois indépendamment des fractures et dont il m'est impossible de vous donner une explication anatomique ou physiologique satisfaisante.

« Quant au pronostic, j'espère, en m'appuyant sur quelques faits analogues, que cette sensibilité anormale disparaîtra avec le temps. Mais faudra-t-il encore une, deux, trois années? Je ne saurais le dire. »

M. Gosselin rapporte encore deux autres observations d'ostéo-névralgie ; l'une ayant trait à un homme de 41 ans, l'autre à une femme de 37. Chez cette dernière, les douleurs persistaient encore trois ans après la consolidation.

Le traitement a, dans ces divers cas, paru avoir peu d'action. La compression paraît cependant donner les meilleurs résultats en diminuant la sensibilité et peut-être aussi en mettant la jambe à l'abri des petits chocs qui réveillent la douleur et dont le renouvellement contribue sans doute à l'entretenir.

Chez aucun des malades que nous avons cités, la syphilis ne pouvait être mise en cause. Chez l'homme on essaya néanmoins le traitement spécifique, mais sans aucun résultat.

Du reste l'influence de la syphilis sur les fractures est des plus obscures, et M. Berger (1), qui a étudié et discuté la plupart des documents qui ont trait à cette question, se range à l'avis de Bérenger-Féraud qui, examinant à un point de vue général, dit : 1° que la syphilis n'a eu action réelle qu'à l'état de gravité assez grande et, par conséquent, rare; 2° qu'elle peut agir par deux mécanismes différents, soit par viciation de tissu, soit par altération dyscrasique de la constitution.

Puis il ajoute : « mais cette propension qu'a la maladie syphilitique à provoquer, soit des hyperplasies, soit des produits spécifiques, nous la retrouvons même alors que la réparation semble achevée ; en voici un exemple :

Obs. 13. — M. Fournier avait soigné un jeune homme qui avait été infecté il y a cinq ou six ans en Chine. Il y a 3 ans il reçut un coup de feu qui lui brisa la clavicule et les deux premières côtes ; ces fractures se consolidèrent néanmoins sans difformité ; mais dans le courant d'avril 1875, il apparut sur le tibia une périostose, et le foyer de la fracture devint en même temps le siège d'une tuméfaction, qui atteignit le volume de quatre doigts. L'iodure de potassium fit disparaître complètement ce gonflement.

(1) Berger. De l'influence des maladies constitutionnelles sur la marche des lésions traumatiques. Thèse d'agrégation 1875.

Ainsi, quoique la syphilis n'eût pas troublé l'évolution réparatrice à l'époque de la fracture, on vit plus tard le cal, point de moindre résistance, devenir le siège d'un travail spécifique. »

A cette action de la syphilis sur les fractures consolidées, il faut ajouter un cas de névralgie douloureuse compliquant une fracture chez un syphilitique et qui est rapporté par M. Verneuil. Mais chez le malade en question les douleurs s'exaspéraient surtout la nuit, ce qui permet de ne pas confondre ces névralgies traumatiques syphilitiques avec l'ostéo-névralgie de M. Gosselin, dont les douleurs sont surtout augmentées par la pression ou les mouvements. Néanmoins, ainsi que le dit M. Verneuil (1), le syphilisme doit compter parmi les causes, prédisposantes au moins, de la douleur traumatique prolongée ou secondaire. C'est du reste à ce titre que nous en parlons comme d'un accident pouvant se montrer après la consolidation des fractures.

J. Guyot (2) a publié dans les Archives trois observations de cals douloureux à la suite de fractures du fémur, qui paraissent surtout dus à la persistance d'un travail inflammatoire, non plus localisé seulement au cal comme dans l'ostéo-névralgie, mais envahissant également les parties molles périphériques ; chez ces malades, l'existence antérieure d'un état goutteux et rhumatismal est signalée par l'auteur comme pouvant avoir influé sur le développement des accidents.

Obs. 14. — M. Turgot avait eu le fémur droit fracturé par suite d'une chute de cheval, vers son tiers supérieur.

(1) Verneuil. Archives gén. de méd. et chir., 1874, p. 270.

(2) Guyot. Des accidents consécutifs aux fractures. Archives gén. de méd. et de chir., 1836, p. 183.

Dupuytren, appelé, appliqua d'abord un bandage à dix-huit chefs et l'extension directe; et vers le cinquantième jour il y substitua le double plan incliné. Ce changement de position fit incliner l'un sur l'autre les deux fragments avec un fort gonflement et des douleurs intolérables; le cal se fit lentement et resta difforme. Le malade marchait néanmoins; lorsque pour détruire un reste de raideur du genou, il alla aux eaux de Néris. Sous l'influence de ces eaux le cal se tuméfia, devint le siége de vives douleurs, tout le membre s'œdématia et prit à sa surface une teinte violacée très-foncée. Dès lors impossibilité de se soutenir sur cette jambe; le moindre choc à la pointe du pied retentissait douloureusement dans le cal et dans toute la partie supérieure de la cuisse, et le malade ne pouvait endurer le porte à faux du cal sans éprouver un sentiment de fatigue qui s'élevait en peu de minutes à la douleur.

Tous les moyens employés échouèrent; vers la troisième année seulement des bains de mer dissipèrent une grande partie de la douleur, le gonflement et la teinte violacée de la peau, laissant subsister les autres phénomènes, et le malade ne marchait qu'à l'aide de deux béquilles. Les temps de brume ou d'orage exaspéraient le mal et l'élevaient jusqu'à l'état inflammatoire caractérisé par le gonflement, la douleur, la chaleur, des contractions spasmodiques des muscles et souvent une fièvre générale. Ces sortes d'accès duraient de six à neuf jours. A l'examen, M. Guyot trouva les deux fragments chevauchés et un peu saillants en devant et en dehors, mais surtout entourés par un cal énorme, avec un engorgement des parties molles ambiantes. Pensant d'abord que l'os manquait peut-être de solidité, il essaya d'y suppléer à l'aide d'un cuissart, qui d'abord soulagea beaucoup, mais qui bientôt ne put être supporté. L'extension graduée à l'aide de l'attelle mécanique de Boyer parut plus efficace; en huit jours le membre reprit sa couleur et son volume naturels ; mais au trentième jour un mouvement du malade ayant ramené la douleur, on désespéra également de ce moyen. Enfin on eut recours à un large vésicatoire qui, ayant fait un bon effet, fut suivi à quelques jours de distance d'un second et d'un troisième ; et douze jours après l'application du premier, le malade put se lever et s'appuyer sur le membre malade. Afin d'assurer la cure, on crut devoir établir au niveau du col, en dehors et un peu en arrière de la cuisse, un large cautère admettant huit ou dix pois ; et en effet, quelques mois plus tard, le membre avait repris sa couleur, sa forme et toute son agilité.

M. Guyot rapporte deux autres observations analogues, mais moins complètes ; il s'agit toujours de fractures de la partie supérieure du fémur; et dans le dernier cas, la douleur enlevée deux fois par un vésicatoire avait deux fois reparu, lorsqu'un cautère en fit définitivement justice.

Cette affection du cal a bien le caractère d'un état inflammatoire chronique, qui en occupe la profondeur en même temps qu'il affecte le périoste et les tissus fibreux voisins. Chez les sujets observés par M. Guyot, les diathèses goutteuses ou rhumatismales peuvent bien aussi avoir influé peut-être sur la persistance des douleurs; mais, comme nous l'avons déjà dit, nous croyons que c'est bien plutôt en favorisant les raideurs articulaires qu'elles agissent.

C'est quelquefois longtemps après la consolidation que des accidents douloureux se montrent du côté du cal. M. Richet (1) rapporte dans ses leçons cliniques l'exemple suivant. A la suite d'une fracture de jambe, un jeune homme avait gardé un cal volumineux; lorsque sept ans après l'accident il devint douloureux. Bientôt après, apparurent de la rougeur, du gonflement et il se forma un abcès au fond duquel on trouva un séquestre. On a cité des malades dont le séquestre avait été éliminé vingt-deux ans après l'accident. Dans ces cas, il persiste souvent après la consolidation des fistules intarissables. Ce sont surtout les fractures par armes à feu qui présentent cette complication. Nous en avons observé un cas dans le service de M. Broca.

(1) Richet. Progrès médical 1874. Leçon recueillie par Longuet.

Obs. 15. — Davrac (Prosper), âgé de 37 ans, est entré le 27 août 1879, à l'hôpital Necker, salle Saint-Pierre, n° 57.

Cet homme avait reçu à la chasse, en 1875, un coup de feu qui lui avait fracturé l'extrémité supérieure de la jambe gauche. La consolidation se fit lentement, et pendant huit mois il y eut, à plusieurs reprises, élimination d'esquilles; puis les trajets fistuleux se refermèrent et le malade put reprendre son ancienne profession de cocher. La marche un peu gênée, à cause de la raideur du genou, s'accompagnait d'un léger degré de claudication, mais ne déterminait aucune douleur. Cet état persistait depuis plus de trois ans, lorsque dans le courant du mois de juillet dernier, sa jambe se tuméfia, devint douloureuse, et un abcès se forma au niveau de l'ancienne fracture. Après quelques jours de douleur, l'abcès s'ouvrit spontanément, et les phénomènes douloureux diminuèrent considérablement; mais il persista un trajet fistuleux, ce qui le détermina à demander son admission à l'hôpital.

A son entrée, la jambe malade est encore le siège d'un gonflement très notable, et on sent facilement, à travers les téguments œdématiés et chroniquement enflammés, l'extrémité supérieure du tibia considérablement augmentée de volume. Plusieurs cicatrices déprimées indiquent la place occupée par les anciennes fistules. A la face interne du tibia et à quatre travers de doigt environ au-dessous de l'articulation du genou, on voit l'orifice de la nouvelle fistule, par laquelle on fait pénétrer un stylet qui vient buter sur une partie osseuse dénudée et paraissant assez profondément située dans l'épaisseur de la masse osseuse hypertrophiée. Le genou est presque complètement ankylosé. On trouve par la mensuration un raccourcissement de 2 centimètres de la jambe fracturée. M. Ch. Monod, qui suppléait à ce moment-là M. Broca, diagnostique un séquestre invaginé dans le cal. Le 5 septembre, après avoir anesthésié le malade et ischémié le membre avec la bande d'Esmark, il fait à la partie supérieure et interne du tibia, au niveau de l'orifice de la fistule, une incision longitudinale de 10 centimètres, et il arrive immédiatement dans une sorte de cavité creusée aux dépens de l'os et renfermant en effet un sequestre mobile qu'il enlève. Mais il constate alors que cette cavité est traversée par une sorte de pont osseux, mortifié par suite des progrès de l'ostéite condensante dont il a été le siège. On l'attaque avec la gouge et le maillet, et on l'enlève; puis, après avoir détruit par le raclage les fongosités qui tapissent cette cavité osseuse, on la remplit d'amadou imbibé de chlorure de zinc en solution au trentième, et on applique le pansement antiseptique de Lister.

Aucun accident n'accompagne cette opération; la plaie bourgeonne bien; mais la suppuration ne s'éteint pas et la fistule persiste. M. Broca en fait l'exploration et trouve encore des surfaces osseuses dénudées qui nécessiteront problablement une nouvelle intervention.

Signalons enfin, pour terminer, ce qui a trait aux phénomènes douloureux qui se montrent du côté du cal après la consolidation de la fracture, les douleurs tantôt sourdes tantôt aiguës, revenant à chaque changement de temps. Théden (1) s'était cassé l'humérus droit à trois pouces au-dessus du coude. La fracture, bien qu'accompagnée de vives souffrances fut consolidée en sept semaines. Mais pendant toute l'année qui suivit, les moindres changements de temps étaient annoncés vingt-quatre heures à l'avance par des douleurs assez vives tant au dedans qu'au dehors du cal. Théden appliqua un bandage compressif qui apaisa les douleurs externes; avec le temps les douleurs internes devinrent aussi plus supportables, mais au bout de dix ans il les ressentait encore quelquefois. Ces douleurs qu'on peut observer chez l'adulte comme chez le vieillard sont tellement liées à l'état de l'atmosphère que, suivant l'expression même des malades, elles leur servent en quelque sorte de baromètre. Nous ne chercherons pas à expliquer ce phénomène qu'on observe également pour certaines cicatrices; il nous suffit de l'indiquer, car il ne présente pour ainsi dire aucune gravité et ne réclame guère de traitement.

Tous ces accidents douloureux qui peuvent se montrer

(1) Théden. Progrès ult. de la chirurgie, trad. franç. Paris 1777, pp. 42 et 139.

après la consolidation d'une fracture s'observeraient très rarement au dire de Coulon (1) chez les enfants.

Quant à ce qui est des consolidations vicieuses, des chevauchements des fragments et des opérations qu'ils peuvent nécessiter, tels que la rupture du cal, ou l'ostéotomie, nous ne nous en occuperons pas, ce sont des questions qui sortent du cadre général des accidents de la convalescence des fractures que nous nous sommes proposé d'examiner.

Nous devons cependant dire en finissant ce chapitre que dans les premiers temps qui suivent la consolidation il faut que le malade n'use de son membre qu'avec les plus grands ménagements. Le cal, en effet, n'a pas encore acquis toute la solidité qu'il prendra plus tard. Quelquefois il suffit d'un effort violent ou même du poids du corps dans les fractures du membre inférieur pour faire plier le cal, même à une époque assez avancée, sous l'influence d'un choc direct ou d'une chute, il ne plie plus, il se brise.

Jacquemin (2) qui a fait sur ce point quelques recherches expérimentales, ayant fait l'autopsie d'un sujet mort d'une affection fébrile 59 jours après une fracture de l'humérus qui s'était parfaitement consolidée, obtint la rupture du cal en suspendant à l'extrémité de l'os un poids de 28 kilogrammes.

Œsterlen (3) a rassemblé une dizaine d'observations dans lesquelles, c'est plusieurs mois après que le malade avait repris l'usage de son membre que la fracture s'est reproduite. Ce sont surtout les fractures obliques avec dépla-

(1) Coulon. Traité pratique et clinique des fractures chez les enfants, 1865.

(2) Jacquemin. Thése inaugurale. Paris 1822, p. 14.

(3) Œsterlen. Sur la rupture du cal, traduit par Maurer.

cement des fragments, et celles qui sont réunies par un cal fibreux comme la plupart des fractures transversales de la rotule, qui sont le plus exposées à ce genre d'accident.

Enfin lorsque la fracture parait déjà consolidée on peut voir survenir le ramollissement du cal sous l'influence des fièvres graves, de l'érysipèle, du scorbut et quelquefois même sans cause appréciable.

DEUXIÈME PARTIE

Des accidents qu'on observe plus spécialement après la consolidation de certaines fractures des membres.

FRACTURES DU MEMBRE SUPÉRIEUR.

Nous venons de passer en revue les complications générales de la convalescence des fractures, et nous avons indiqué les nombreuses causes qui retardent le retour complet des fonctions du membre. Mais avant d'aborder l'étude des accidents propres à certaines de ces fractures, nous devons faire observer qu'il existe à ce point de vue une grande différence selon qu'il s'agit du membre supépérieur ou du membre inférieur, différence qui s'explique très bien par la nature même de leurs fonctions.

Le membre supérieur n'a pas dès le début à supporter d'efforts bien pénibles; essentiellement destiné à la préhension le malade peut facilement en régler les mouvements et ne lui confier qu'un travail proportionné à sa faiblesse et à son inexpérience, si on peut s'exprimer ainsi, car la longue immobilité nécessitée par le traitement jointe aux raideurs articulaires et à l'atrophie musculaire rendent le malade malhabile à s'en servir dans les premiers temps.

Aussi le rétablissement de la fonction est-il en général

assez rapide, d'autant plus que les malades n'ayant pas été condamnés à un repos aussi complet que lorsqu'il s'agit de fracture des membres inférieurs, les raideurs articulaires et l'atrophie des muscles sont bien moins prononcées. Les conditions de la circulation en retour étant également plus favorables, l'œdème est bien moins marqué et beaucoup plus passager. Enfin, lorsqu'il y a eu chevauchement des fragments, le raccourcissement qui en est la conséquence est loin d'avoir les mêmes conséquences que pour le membre inférieur. On peut néanmoins observer un certain nombre d'accidents pouvant troubler la convalescence, comme nous allons le montrer.

FRACTURES DE L'HUMÉRUS.

Dans les fractures de l'humérus les accidents de la convalescence varient selon le siège même de la solution de continuité. Lorsqu'il s'agit d'une fracture portant sur l'extrémité supérieure, qu'elle porte sur le col chirurgical ou sur le col anatomique, il reste encore longtemps après la consolidation de la raideur et de la difficulté dans les mouvements de l'épaule, « et quelques soins, dit Malgaigne (1), qu'on mette à l'exercer, le mouvement d'élévation du bras demeure toujours limité ; du moins je ne l'ai vu complètement rétabli chez aucun malade, même onze et quinze mois après la fracture. » Le déplacement cependant peut être très léger et ces fractures se consolident habituellement avec rapidité, trente ou trente-cinq jours suffisent. Cette

(1) Malgaigne. Traité des fractures et des luxations, t. I, p. 519.

gêne des mouvements ne doit donc pas être attribuée à la nature même de la fracture, mais bien plutôt à l'irritation développée du côté de l'articulation de l'épaule et à un déplacement particulier si léger qu'il n'est révélé par aucun symptôme sur le vivant mais que révèle parfaitement l'anatomie pathologique. Dans l'atlas de Malgaigne, la figure 5 de la planche V en offre un bel exemple. Le fragment supérieur a subi sous l'influence des muscles qui s'insèrent à ses tubérosités un certain degré de rotation, qui a eu pour résultat essentiel et ineffaçable, de limiter de près d'un centimètre le mouvement de la tête humérale sur la cavité glénoïde qui produit l'élévation du bras et de restreindre l'étendue de cette élévation. A. Cooper a fait également dessiner une pièce de même genre. Chez les sujets arthritiques, et particulièrement lorsqu'ils sont avancés en âge, il n'est pas rare de voir se développer tous les symptômes de l'arthrite sèche et des stalactites osseuses s'étendre du cal à la cavité glénoïde et déterminer une ankylose presque complète. A toutes ces causes s'ajoute l'atrophie du deltoïde qui peut elle-même être une conséquence de la lésion du nerf circonflexe. M. Paul Berger (1) a rapporté également un cas de blessure du nerf radial dans une fracture du col de l'humérus chez un homme mort de scarlatine et Weir Mitchell (2) une observation dans laquelle le nerf médian avait été atteint. On comprend facilement les conséquences que peuvent avoir de pareilles lésions sur les mouvements ultérieurs du membre.

Pour les fractures du tiers moyen, en exceptant le dé-

(1) Paul Berger. Bulletin de la Société anatomique, t. XLVI, 1871, p. 157.

(2) Weir Mitchell. Injuriee of nervos. Transactions of the college of physicians of Philadelphia, 1876.

faut de consolidation qui ne doit pas nous occuper ici, les suites sont généralement plus favorables, cependant le nerf radial, au niveau de la gouttière de torsion et même le nerf cubital peuvent être atteints ; nous en avons trouvé un exemple inséré par Callender dans Saint-Bartholomew's hospital Reports 1870, et Avezou, dans l'observation 25 de son mémoire, raconte tout au long l'histoire d'un charretier observé par lui à l'Hôtel-Dieu qui, à la suite d'une ancienne fracture de l'humérus au tiers supérieur, a présenté une atrophie considérable du bras, une ankylose incomplète de l'épaule, des douleurs dans le coude et l'articulation radio-cubitale inférieure, et des troubles trophiques dans la main, attribués à une lésion du nerf cubital. De plus, ces fractures du tiers moyen à cause de la difficulté de bien maintenir les fragments s'accompagnent souvent de chevauchement, mais qui n'a pas une grande importance au point de vue du fonctionnement du bras ; aussi peut-on dire d'une manière générale que les suites de ce genre de fractures sont assez simples.

Dans les fractures de l'extrémité inférieure, le voisinage de l'articulation rend plus graves et plus persistantes les raideurs articulaires ; aussi Malgaigne conseille-t-il, si le sujet est jeune, de faire exécuter des mouvements au bout de quinze jours, et si c'est un adulte au bout de trois semaines afin d'éviter l'ankylose. Mais en dehors de l'arthrite, complication constante de ce genre d'accident, ce qui rend grave au point de vue des suites la fracture du coude, c'est la possibilité des lésions nerveuses. Celles du radial et du cubital sont surtout fréquentes, nous citerons comme exemple le cas suivant de Callender.

Obs. XV. Un enfant de 13 ans avait une fracture de l'humérus intéressant l'articulation du coude. La réparation se fit avec conservation des mouvements. Mais toutes les fois que ce garçon voulait lancer un objet avec son bras malade il se manifestait une douleur et un engourdissement de la main avec perte de la motilité. Ces symptômes après avoir duré quelques heures s'évanouissaient lentement. Ils étaient manifestement localisés dans les parties qui sont sous la dépendance du nerf cubital. En examinant le condyle interne, on trouvait que les parties environnantes étaient épaissies et maintenaient le nerf fixé, de sorte que celui-ci, pendant certains mouvements soudains, était violemment tiraillé, ayant perdu sa liberté de glissement sur les tissus voisins.

Chez un autre malade traité par M. Panas à l'hôpital de Lariboisière et dont nous ne rapportons pas la remarquable observation parce qu'elle a été déjà bien souvent citée, c'est douze ans et demi après une fracture de l'extrémité inférieure de l'humérus que s'est montrée à la paralysie du nerf cubital. Elle était due à une névrite causée par l'effacement complet en arrière de la gouttiere de réception de ce nerf, ce dont il était facile de s'assurer sur le vivant.

Enfin, le cal qui succède à ces fractures de l'extrémité inférieure de l'humérus peut encore avoir pour conséquence l'effacement des cavités qui reçoivent l'olécrane et le bec de l'apophyse sygmoïde dans les mouvements de flexion et d'extension et causer ainsi un obstacle insurmontable au libre jeu de l'articulation.

Les fractures de l'épitrochlée elles-mêmes, bien que n'intéressant qu'une faible partie de l'os, ne s'en n'accompagnent pas moins d'atrophie musculaire et d'arthrite, comme l'a montré César dans sa thèse; mais elles sont surtout remarquables par les paralysies du cubital que détermine l'exubérance du cal. Richet, Denucé, Granger en ont observé plusieurs cas.

Les indications à remplir sont, d'une part, d'imprimer de bonne heure au membre des mouvements passifs pour prévenir l'ankylose; d'autre part, de combattre par l'application opportune de l'électricité, le développement de la névrite. C'est à ce moyen que M. Panas a dû la guérison de son malade. Dans certains cas, une intervention chirurgicale a été nécessaire pour dégager le nerf de la masse osseuse qui l'empoisonnait en la comprimant.

DES FRACTURES DE L'AVANT-BRAS

Parmi les diverses variétés de fractures qui peuvent s'observer à l'avant-bras, celles qui atteignent l'olécrâne méritent une mention toute particulière à cause de la gêne qu'elles apportent au mouvement du membre surtout lorsque le trait de la fracture est transversalement dirigé. Dans ce cas, en effet, il existe habituellement un écartement plus ou moins notable des fragments, qui a pour conséquence la production d'un cal fibreux. L'influence de ce genre de réunion a, du reste, été diversement appréciée par les auteurs.

Dès 1785, Haighton rapporte le cas d'un enfant de 15 ans qui, ayant eu une fracture de l'olécrâne traitée pour une simple contusion n'avait pu retrouver l'extension complète du membre.

A. Cooper professe que la faiblesse du bras est en proportion de l'étendue du tissu fibreux intermédiaire, et que quand il est très long, il diminue la puissance du triceps et apporte des difficultés à l'extension. C'est pour prévenir cet accident qu'un grand nombre de chirurgiens ont l'habitude de tenir le membre étendu pendant toute la durée de la consolidation pour assurer la coaptation des fragments.

Campeer, cependant, a donné l'histoire de deux fractures transversales traitées au moyen d'une simple écharpe réunies par un cal fibreux et qui permettaient au membre une extension aussi complète que du côté sain.

Capiomont et Thierry, cités par Malgaigne, ont rapportés des faits analogues. Boyer, lui aussi, a vu deux cas dans lesquels le tissu fibreux avait un demi-pouce d'étendue sans que pour cela l'avant-bras ait perdu de sa force ou de sa mobilité.

Malgaigne a observé un phénomène plus remarquable chez un cavalier dont le fragment olécrânien ne prenait aucune part au mouvement du cubitus, et cependant l'extension de l'avant-bras était complète et le développement du membre n'avait point souffert. Voici ce que dit cet auteur à cet égard : « Chez le cavalier dont il est question, la fracture datait de 25 ans. Le membre tout entier avait le même développement que le membre sain ; le malade étendait l'avant-bras avec force ; empoignait les objets à pleine main ; maniait à souhait l'épée et le fleuret, et soit pour pousser, soit pour tirer à soi, déployait une vigueur peu commune. Mais tout cela ne s'exécutait que tant que l'avant-bras était en supination ou en position moyenne, et le bras abaissé ou médiocrement élevé. La main en pronation était déjà plus faible ; le bras élevé horizontalement elle s'affaiblissait davantage ; à une plus haute élévation c'était à peine s'il pouvait retenir les objets. Aussi dans le maniement des armes il avait été obligé d'abandonner l'espadon et il évitait de même avec soin tout effort qui exigeait l'élévation du bras. »

« J'étudiai à plusieurs reprises les conditions de ce phénomène et voici ce que je trouvai. Quand l'avant-bras étendu était élevé au niveau de l'épaule, la tête du radius se portait à 5 ou 6 millimètres en avant, laissant le condyle huméral le déborder d'autant en arrière ; la même chose avait lieu dans la pronation ; le radius du côté sain ne présentait rien de semblable. Il s'opérait donc une subluxation du radius dans laquelle le biceps jouait sans doute un grand rôle, et probablement le cubitus subissait un déplacement du même genre. Mais pourquoi dans certaines attitudes et non pas dans d'autres ? C'est ce que je ne saurais dire. Le fait n'en établit donc pas moins incontestablement les inconvénients de la réunion fibreuse ou de l'absence de réunion des fractures de l'olécrâne. Mais avant il y a un autre danger plus pressant que le chirurgien ne doit pas perdre de vue, c'ést la raideur souvent opiniâtre que contracte le coude dans quelque position qu'on le mette et qui peut aller jusqu'à l'anklyose. « Trioen a figuré un cas de soudure osseuse du coude à la suite d'une fracture de l'olécrâne. » Nous n'avons pas trouvé d'exemple de lésion nerveuse consécutive à ce genre de fractures.

M. Després a eu l'occasion d'observer trois cas de subluxation du radius consécutives à une fracture du tiers supérieur du cubitus qui rappellent tout-à-fait le cas de Malgaigne que nous venons de rapporter. Voici une de ses observations publiée dans son traité de la chirurgie journalière de l'hôpital Cochin.

Obs. XVII. — Le nommé L... (Joseph) fit une chute sur le coude dans une cour bitumée, son avant-bras droit porta sur le sol et frappa sans doute contre un corps dur, car il y eut une fracture de l'avant-bras avec ecchymose ; le malade fut traité en ville par le Dr Gellé qui mit sur l'avant-bras des attelles de carton et une bande roulée. Au bout de vingt jours, le médecin remarqua une saillie très apparente de la tête du radius, et il envoya le malade à la consultation de l'hôpital.

Voici ce que vous avez pu constater : Il existait sur la face dorsale de l'avant-bras une ecchymose limitée au niveau du tiers supérieur du cubitus, preuve qu'il s'agissait bien d'une fracture par cause directe. Au-dessous de l'ecchymose, on sentait un cal assez volumineux indiquant nettement qu'il y avait eu écartement angulaire des fragments. Au niveau de l'articulation du coude, en dehors, c'est-à-dire au niveau de l'articulation de la tête du radius avec le condyle on constate une saillie anormale formée par l'extrémité supérieure du radius; en dehors de l'épicondyle, en faisant exécuter des mouvements de pronation et de supination, on fait rouler la tête du radius luxé et l'on sent manifestement la cupule radiale sous la peau.

Cet état est irrémédiable, l'enfant ne sera pas estropié pour cela, seulement les mouvements extrêmes de supination seront limités; la flexion complète sera un peu entravée, mais elle ne sera pas gênante pour le malade. La fracture étant consolidée, il n'y a pas d'appareil nouveau à appliquer ; le bras sera tenu en écharpe quelque temps, et des mouvements limités seront communiqués de temps en temps à l'articulation du coude.

M. Desprès attribue ce déplacement au raccourcissement du cubitus qui serait d'un centimètre environ par chevauchement des fragments, et à la saillie du cal provisoire qui repousse le radius en avant ; et il explique ainsi théoriquement le phénomène. Du moment où le cubitus est raccourci, il faut que l'une des extrémités supérieures ou inférieures du radius se déplace, car il ne faut pas songer à la possibilité d'une incurvation du radius. L'extrémité inférieure du radius unie au cubitus par un ligament triangulaire puissant, qui est interosseux, et renforce les surfaces articulaires de la mortaise radiocubitale, ne saurait se déplacer. Au contraire l'extrémité supérieure du radius unie au cubitus par un ligament annulaire relativement lâche, susceptible d'être étendu, se déplace plus facilement. Ajoutons que le condyle représente les 3/4 d'une sphère sur laquelle glisse très facilement le bord de la cupule radiale et qu'il est favorable à un déplacement graduel. C'est là que le déplacement peut se produire, et c'est là qu'il se produit. C'est du deuxième au troisième mois après la fracture que la luxation atteint son maximum d'étendue. Puis il ajoute : « Il n'y a que les fractures du tiers supérieur du cubitus qui soient suivies de la luxation graduelle de l'extrémité supérieure du radius. » L'exemple du cavalier de Malgaigne que nous avons précédemment rapporté vient donner un démenti à l'assertion de M. Després dont la théorie sur le racourcissement du cubitus est passible de plus d'une objection. Pour prévenir cet accident le chirurgien de Cochin proscrit tout bandage circulaire, parce qu'il ràpprocherait le cubitus du radius et augmenterait le déplacement des deux fragments. La flexion forcée, d'après lui, maintient seule les fragments en rapport et fait une coaptation que l'on ne peut obtenir par aucun autre moyen. C'est du reste un traitement que les malades supportent difficilement, ainsi que le reconnaît l'auteur lui-même.

A propos des fractures du radius il convient surtout de signaler celles de l'extrémité inférieure. Hervez de Chegoin (1) a particulièrement étudié les troubles fonction-

(1) Hervez de Chegoin. De la rigidité de la main après la fracture du radius. Union médicale, 15 avril 1848.

nels qui leur succèdent et il accuse les appareils de favoriser l'engorgement et la rétraction des tissus qui composent les gaines tendineuses par la pression qu'ils exercent sur elles. Il dit que Velpeau frappé du danger que présentaient les appareils pour la conservation des mouvements avait renoncé à en appliquer, et lui-même indique un appareil qu'il a modifié pour éviter ces inconvénients.

Ces fractures de l'extrémité inférieure du radius s'accompagnent aussi quelquefois de troubles nerveux. Notre excellent collègue le docteur Avezou (1) a réuni dans sa thèse six observations, qui ont trait trois fois au nerf médian, deux fois au nerf cubital. Nous en avons nous-même observé deux cas cette année-ci dans le service de clinique de Necker; ils ont fait déjà l'objet d'un travail de nos amis Féré et Jagot dans le Progrès médical (2) auquel nous les empruntons.

Dans les deux cas, c'était le nerf cubital qui était devenu le siège des phénomènes de névrite.

Obs. XVIII. — *Fracture du radius non réduite, fourmillements dans les trois derniers doigts.*—Mme X..., âgée de 72 ans, tombe dans un escalier le 30 septembre 1878 et se fracture l'avant-bras droit; le chirurgien qui est appelé place successivement deux appareils qui immobilisent le membre pendant six semaines. La raideur articulaire avait persisté longtemps, mais la malade avait pu reprendre néanmoins l'usage de son membre lorsque vers le milieu du mois de mars 1879 elle commença à éprouver une sorte d'engourdissement et des fourmillements dans le petit doigt, l'annulaire et la pulpe du médius. Ces phénomènes ont persisté, mais sans augmenter beaucoup d'intensité, et déterminent plutôt une sensation de gêne qu'une véritable douleur.

(1) Avezou. Contusion des troncs nerveux. Thèse de Paris 1879.
(2) Progrès médical, 11 octobre 1879, n. 41.

Lorsqu'elle se présente à la consultation de M. Broca, à l'hôpital Neker, le 18 mars 1879, on constate les traces de la fracture du radius consolidées mais non réduites. La déformation dite en dos de fourchette est très marquée, ainsi que la déviation latérale, les deux apophyses styloïdes sont sur le même plan. Outre l'engourdissement et les fourmillements, on trouve une légère hyperesthésie en même temps qu'une diminution de la sensibilité tactile et thermique sur toute l'étendue du petit doigt et sur la moitié interne de l'annulaire. M. Broca a conseillé de maintenir la main fléchie sur l'avant-bras pour remédier au tiraillement du nerf cubital. On applique un appareil plâtré composé : d'une manchette entourant le poignet et remontant jusqu'à la moitié de l'avant-bras ; la main fléchie, et formant avec l'avant-bras un angle légèrement obtus, est maintenue en position par un prolongement dorsal qui recouvre les premières phalanges légèrement fléchies elles-mêmes. La malade revient le 2 juin, il n'y a plus de troubles de la sensibilité, les fourmillements ont notablement diminué, mais l'hyperesthésie persiste; l'appareil es maintenu.

Le 10 juillet il ne reste qu'un peu d'hyperesthésie occupant toujours les mêmes parties, les fourmillements ont complètement disparu.

Quand la malade revient le 20 juillet, l'hyperesthésie a tout à fait cessé et on enlève l'appareil. Dans les premiers jours d'août la guérison avait persisté.

Obs. XIX. — *Fracture du radius non réduite, troubles de la sensibilité des doigts.* — La nommée C..., âgée de 60 ans, fait une chute en avant le 23 janvier 1879 ; elle croit que la face dorsale de sa main gauche a seule porté, mais ce point n'est pas établi. Elle consulte deux médecins qui conseillent le repos et des cataplasmes ; une troisième personne reconnaît la fracture mais ne la réduit pas et se contente d'appliquer un appareil qui maintient l'immobilité du membre pendant trois semaines. Les mouvements du poignet se sont rétablis en peu de temps ; mais vers le 20 juillet elle s'aperçut qu'elle avait perdu la sensibilité du pouce et de l'index, et en même temps elle commença à éprouver des fourmillements constants dans les trois autres doigts.

Le 14 juillet elle vient à l'hôpital Necker à la consultation de M. Broca. On constate la présence d'un cal peu volumineux à l'extrémité inférieure du radius, il n'existe pas de déformation suivant l'axe antéro-postérieure, mais l'apophyse styloïde est élevée et il y a une déviation latérale très manifeste. La sensibilité est revenue sur les points où elle avait disparu; elle est normale à tous les doigts au tact, à la douleur, à la température; mais la malade éprouve des fourmillements dans tous les doigts; on applique le même appareil que dans les cas précédents.

Le 23 juillet les fourmillements ont beaucoup diminué, le 11 août ils ont complètement disparu; on enlève l'appareil.

On voit que si dans la plupart des cas les troubles nerveux coïncident avec une déviation considérable ou un cal volumineux, il peut n'en être pas toujours ainsi, bien que la déviation antéro-postérieure en dos de fourchette paraisse plus propre à produire un allongement, un tiraillement des troncs nerveux. La même complication peut se rencontrer aussi lorsqu'il n'existe qu'une déviation latérale; mais c'est alors le nerf cubital qui court le plus de chances d'être lésé, d'être distendu par le mouvement de bascule du poignet. D'autre part les phénomènes pathologiques n'apparaissent le plus souvent que tardivement à une époque où le cal a déjà perdu beaucoup de son volume. Ils ne sont donc pas sous la dépendance immédiate de la contusion directe, mais de la névrite chronique qui s'est développée lentement sous l'influence de la compression des mouvements, des frottements sur le cal et les tiraillements du nerf augmentent en proportion de son épaississement.

La flexion de la main conseillée par M. Broca et employée aussi par M. Paget dans un cas analogue nous paraît constituer le mode de traitement le plus rationnel, parce qu'il agit en même temps en diminuant la tension du nerf et en l'immobilisant. Il n'y a guère que lui du reste qui ait une action efficace.

Le massage et l'électricité qui ont été employés dans les cas rapportés par Avezon ont donné des résultats peu satisfaisants.

Lorsqu'il y a eu fracture des deux os de l'avant-bras, on doit surtout redouter pour les fonctions du membre l'effacement de l'espace interosseux qui a pour conséquence d'apporter une grande gêne dans les mouvements de pronation et de supination. C'est pour prévenir cet accident qu'on applique sur les faces palmaire et dorsale du membre des compresses graduées destinées à refouler les parties molles dans l'espace interosseux et lui conserver ainsi ses dimensions normales. Malheureusement quelque soin qu'on apporte au traitement il n'est pas toujours possible d'éviter cet inconvénient.

Si la fracture siège au même niveau sur les deux os il peut même y avoir soudure des divers fragments entre eux et perte complète des mouvements de pronation et de supination. Lorsque le déplacement fait craindre cette complication, il sera utile pour les fonctions ultérieures du membre de le placer pendant le travail de la consolidation dans une position intermédiaire à la pronation et à la supination.

Buzot (1), qui dans un bon travail a étudié la position qu'il convenait de donner aux membres pour empêcher les raideurs articulaires ultérieures, conseille dans le traitement des fractures du membre supérieur de maintenir le coude demi fléchi et le poignet dans l'extension. C'est en effet la conduite qui nous paraît la plus convenable à suivre dans la généralité des cas pour diminuer autant que possible la gêne qui résulte de ces raideurs après la consolidation.

(1) Buzot. Des raideurs articulaires consécutives au traitement des fractures. Thèse de Paris 1873.

La convalescence est généralement plus longue en dehors de toute complication, pour les fractures des membres inférieurs qui doivent supporter tout le poids du corps, aussi est-il bon surtout s'il s'agit de fractures du fémur ou de fractures de deux os de la jambe, de garder le malade au lit pendant quelques jours encore après qu'on lui aura enlevé son appareil. Cette pratique permet de commencer à exercer le membre sans lui confier encore le poids du corps et elle a l'avantage de lui donner ainsi un peu de souplesse et de vigueur qui rendront moins difficile les premiers essais pour reprendre la marche ; mais il faut encore, malgré cela, ne jamais négliger de donner des béquilles au malade les premières fois qu'il se lèvera.

On observe fréquemment dans les premiers jours une excessive timidité des malades à s'appuyer sur leur membre. Il y a plusieurs causes pour cela : d'abord l'état du membre œdématié, engourdi, affaibli par la diminution du système musculaire, la gêne déterminée par le fonctionnement difficile des jointures, et enfin souvent une douleur réelle avec un sentiment de faiblesse à l'endroit de la fracture. Mais quelquefois c'est à une méfiance toute morale qu'il faut l'attribuer, le malade craint que son membre soit insuffisant à le soutenir, et ce n'est que peu à peu et avec le temps qu'il reprend confiance. Malgaigne dit que dans ces cas l'on est parfois obligé d'intervenir pour empêcher la convalescence de s'éterniser, le raisonnement seul ne peut suffire à triompher de la méfiance instinctive de ces malades et on ne peut réussir qu'en recourant à la force. Il raconte du reste, ainsi la façon dont il procède : « J'ai vu souvent dans mes salles des malades munis de béquilles, tenir huit jours, quinze jours, le pied en l'air. Je leur commande de l'appuyer; Monsieur c'est impossible. Je leur ôte une béquille, ils se retiennent au pied du lit vacillants, tremblants de tomber. Marchez; c'est impossible. Je les mène au milieu de la chambre et je leur crie qu'il n'y a nul danger, je les pousse, je les presse, ils marchent tout stupéfaits. J'ôte la béquille de dessous l'aisselle, je la leur fais prendre à la main, à la façon d'une canne; nouvelle résistance, nouvelle impossibilité. Ils marchent cependant; et puis je leur ôte le bâton, je leur offre un doigt pour appui, ils marchent encore; je retire ce doigt, ils vont toujours. Je leur ordonne de courir, ils courent. Pour ôter tout prétexte à de nouvelles craintes, je les fais sauter d'abord sur la jambe saine, puis sur la jambe fracturée, dans l'espace de quelques minutes, ces hommes qui ne pouvaient marcher avec deux béquilles, arrivent ainsi sans béquille à courir et sauter, la confiance leur est revenue tout entière. Il est bon cependant après cette épreuve, de leur laisser une béquille pour épargner au membre une trop grande fatigue, mais on est sûr qu'ils ne la garderont que le temps nécessaire, et la rejetteront bientôt d'eux-mêmes. »

A tous ces inconvénients qui peuvent succéder à la consolidation des fractures de jambe, il importe d'ajouter les conséquences fâcheuses qui résultent du chevauchement des fragments pour les fonctions ultérieures du membre. Le chevauchement, qu'il n'est pas toujours possible de prévenir, entraîne fatalement le raccourcissement du membre et par contre la claudication. Or ce n'est pas seulement par la difformité et la gêne de la marche que cette claudication est fâcheuse, mais encore par l'affaiblissement notable du membre qui accompagne toujours une pareille lésion.

FRACTURES DU FÉMUR

Les fractures intra-capsulaires s'observent surtout chez les vieillards, sauf de rares exceptions et laissent après la consolidation le sujet plus ou moins infirme, le plus habituellement il boite ou quelquefois même il perd l'usage de son membre. A part les cas fort rares où les fragments sont réunis par un cal osseux, ou une forte réunion fibreuse, le fémur remonte et le membre se raccourcit jusqu'à ce que la tête appuie sur le petit trochanter. Le malade ne saurait marcher sans support étranger; quelques-uns ont assez d'un béquillon, beaucoup ont besoin d'une béquille; d'autres d'un béquillon et d'une béquille à la fois, ou même des deux béquilles; et parmi ces derniers, plusieurs portent leur membre comme un poids inutile, sans pouvoir s'y appuyer le moins du monde. Pour les fractures extra-capsulaires, la réunion se fait bien par un cal osseux et les conséquences pour les fonctions du membre dépendent alors uniquement du degré de raccourcissement. C'est en effet dans cette variété de fractures qu'il est est le plus notable, aussi les meilleurs résultats, au point de vue de la marche sont-ils obtenus par l'extension continue. Nous en dirons autant des fractures sous-trochantériennes, mais nous ne partageons pas l'avis de Malgaigne, qui soutient dans son traité qu'il suffit de cinquante jours pour obtenir la consolidation et qu'on peut faire marcher les malades après soixante jours. A propos des fractures du corps, nous allons rapporter une observation qui montrera les inconvénients que peut avoir cette pratique. Quant au renversement du pied en dehors, il persiste presque toujours à un certain degré après la consolidation, mais nous ne saurions dire quelle est au juste son influence sur la marche, parce que dans les faits que nous avons vus il entrait trop de conditions étrangères telles que : raccourcissement, raideur articulaire, atrophie musculaire, etc. Nous devons dire cependant que c'est chez le malade qui fait le sujet de notre observation V et qui avait été traité par l'appareil d'Hennequin, que cette rotation était la plus prononcée. Delthil, dans sa thèse, a également signalé la fréquence de cette déviation qu'il a constatée à Vincennes chez presque tous les malades.

Les fractures du tiers moyen présentent des inconvénients principalement à cause du chevauchement des fragments qui est la conséquence de l'obliquité de la fracture. Aussi dans ces cas nous croyons qu'on ne doit pas suivre les conseils de Malgaigne, faire marcher le malade le soixantième jour. Le cal interfragmentaire n'est pas encore assez résistant et on s'expose soit à une nouvelle fracture, soit à une incurvation du cal. Malgaigne, du reste, cite le cas d'un jeune homme de 24 ans qui arrivé au 50e jour d'une fracture du tiers inférieur du fémur s'est plié le cal de telle sorte que les deux fragments faisaient en avant un angle très marqué. M. Guillon cité par le même auteur a vu un cas bien plus remarquable ; c'est au 135e jour d'une fracture simple chez une jeune fille de 16 ans qu'on vit subitement se courber le cal à angle dans un effort pour éviter une chute ; et c'était bien une simple courbure puisque la malade put encore marcher sur le membre ainsi courbé.

Nous avons observé cette année-ci un malade dans le service du professeur Broca auquel on avait enlevé l'appareil à extension continue le 50e jour. A ce moment il n'existait pas de raccourcissement mais sous l'influence de la contraction musculaire il se produisit une incurvation suffisante du cal pour qu'au 80e jour, le malade ne s'étant pas encore levé, on put constater à la mensuration une différence de 2 centimètres à l'avantage du membre sain.

Voici le fait intéressant à plusieurs titres.

Obs. XX. — Barthélemy Bezetti, fumiste, âgé de 21 ans, est entré le 7 mars 1879 à l'hôpital Necker, salle Saint-Pierre, nº 50.

Il venait de faire une chute de la hauteur d'un deuxième étage, qui avait causé une fracture de la cuisse droite au tiers moyen. Il y avait un déplacement notable des fragments qui formaient un angle saillant en avant, et le genou était le siège d'un épanchement liquide abondant. La mensuration pratiquée avec le plus grand soin, en prenant pour point de repère l'épine iliaque antérieure et supérieure, d'une part, et l'extrémité de la malléole interne, d'autre part, donne 842 millimètres pour le membre fracturé et 881 pour celui du côté opposé.

Pour remédier à ce raccourcissement, M. Broca applique le surlendemain de l'accident l'appareil à extension continue avec traction élastique.

Les jours suivants on s'assure que l'appareil n'est pas dérangé et que la traction reste constante.

Le malade n'est nullement incommodé; son état général est excellent.

Le 25 avril, quarante-neuf jours après l'accident, on enlève l'appareil et on constate par la mensuration qu'il n'existe plus aucun raccourcissement, et que les deux membres ont à quelques millimètres près la même longueur.

Le cal paraît déjà solide; néanmoins M. Broca maintient encore le malade au lit; suivant le principe qu'il a adopté dans son service, de ne jamais laisser marcher un malade atteint de fracture de cuisse avant le centième jour.

Bien que le malade ait exactement observé le repos au lit, en mesurant le membre, trente jours environ après la levée de l'appareil, on trouve qu'il s'est reproduit un certain degré de raccourcissement. Le membre fracturé n'a plus que 860 millimètres, tandis qu'on retrouve toujours les 881 du membre sain.

Au quatre-vingt-seizième jour après sa chute le malade se lève, le cal paraît très résistant et absolument indolent. Il commence ce jour-là à marcher avec des béquilles; le lendemain, 8 juin, en voulant se mettre au lit, il laisse ses béquilles et, le poids du corps reposant tout entier sur le membre fracturé, il ressent une vive douleur et tombe. On le relève, et on constate que le cal a cédé et que la fracture c'est reproduite.

L'épanchement du genou persistait encore quand il avait commencé à se lever; il ne paraît pas avoir sensiblement augmenté.

On applique de nouveau l'extension continue; la consolidation se fait régulièrement et le 20 août, lorsque le malade quitte l'hôpital pour aller à Vincennes, il n'existe plus de raccourcissement du membre fracturé. Le cal est volumineux, mais indolent. Le genou a perdu presque tous ses mouvements et l'atrophie de tout le membre est très prononcée.

Cette observation montre combien on doit prendre de ménagements dans la convalescence des fractures de cuisse, soit pour prévenir les incurvations du cal, soit pour empêcher la reproduction de la fracture. Aussi insisterons-nous particulièrement sur les avantages qu'il y a dans ces cas à suivre la pratique de M. le professeur Broca et à maintenir les malades au lit pendant 100 jours. On évitera ainsi presque toujours les fâcheuses complications que nous venons de signaler; car le cas rapporté par Guillon d'une incurvation du cal se produisant au 135e jour est vraiment trop exceptionnel pour qu'il soit nécessaire d'en tenir compte dans la pratique.

Il y a encore un autre enseignement à tirer de l'exemple de notre malade, chez lequel après 50 jours de traitement par l'extension continue et le repos au lit pendant plus d'un mois après, on a vu se produire un raccourcissement secondaire de 2 centimètres. Pour prévenir cet accident, il convient donc de ne pas enlever trop tôt l'appareil afin de n'avoir pas à redouter pour l'avenir la courbure que la simple action musculaire pourrait produire sur un cal encore imparfaitement résistant.

Prévenir le raccourcissement est en effet une des indications capitales dans les fractures de cuisse ; car c'est là, on peut le dire, la complication qui succède le plus fréquemment à la consolidation de ces fractures et qui est même la règle, si on n'a pas eu soin de lutter pendant toute la durée du traitement contre l'action musculaire au moyen de l'extension continue. La claudication qui en est la conséquence est naturellement plus ou moins prononcée suivant le degré de chevauchement des fragments ; mais ce qu'il n'est pas possible de déterminer, c'est à quel degré de raccourcissement le malade commence à boiter. On voit des sujets marcher normalement avec 2 et 3 centimètres de raccourcissement, tandis que d'autres boitent d'une manière sensible pour 1 seul centimètre. Voici un fait observé cette année-ci à Necker, qui pour n'avoir point trait à une fracture de cuisse n'en établit pas moins la possibilité de marcher sans boiter même avec un raccourcissement de 4 centimètres.

Obs. XXI. — Michel Terrade, cocher, âgé de 27 ans, salle Saint-Pierre, n° 28. Ce malade, qui est venu déjà plusieurs fois à l'hôpital Necker pour un ulcère de la jambe gauche consécutif à une ancienne ostéite, présente tous les attributs du tempérament scrofuleux. Les accidents qui l'amènent aujourd'hui à l'hôpital ont débuté vers l'âge de 17 ans et ont récidivé à plusieurs reprises. Ces phénomènes inflammatoires du côté du tibia ont déterminé un allongement hypertrophique de cet os, à tel point qu'en mesurant de l'épine antérieure du tibia au sommet de la malléole interne, on trouve 41 c. 5 pour le tibia du côté gauche et 37 c. 6 pour celui du côté droit. Il y a donc une différence de 4 centimètres entre les deux côtés ; malgré cela le malade marche facilement, sans boiter du tout, en abaissant seulement d'une façon à peine sensible l'épaule du côté sain.

Ce fait prouve bien que dans la claudication le raccourcissement seul n'est pas en cause, puisque ce malade pouvait marcher sans boiter avec un raccourcissement de 4 centimètres, tandis que nous voyons à la suite des fractures des malades atteints de cette infirmité avec une simple différence de 1 centimètre ou de 1 centimètre 1[2 entre les 2 membres. Il faut donc admettre que les autres conséquences de la convalescence des fractures que nous avons précédemment étudiées, et en particulier les raideurs articulaires, jouent un rôle des plus importants. Lorsque l'inégalité entre les 2 membres est peu prononcée on peut empêcher ou tout au moins diminuer la claudication en faisant exhausser la bottine du côté malade.

FRACTURES DE LA ROTULE.

Les fractures transversales de la rotule avec écartement des fragments présentent les plus grands inconvénients au point de vue des fonctions du membre. Déjà Paul d'Egine avait signalé la gêne des mouvements, surtout en montant, à cause de la difficulté de plier le genou ; A. Paré déclarait n'avoir pas vu un seul malade guéri sans claudication et Fabrice de Filden était du même avis, mais c'était exclusivement à la raideur du genou qu'ils attribuaient cette gêne fonctionnelle. Cette raideur, articulaire il est vrai, n'est pas seulement dans ces fractures un accident passager de la convalescence ; elle dégénère parfois en un état permanent et se transforme en fausse ankylose du genou.

Mais ce n'est pas seulement à cette cause qu'on doit rapporter la difficulté de la marche, car dans certains cas cette raideur peut très bien se dissiper entièrement, et même généralement elle se dissipe avec le temps. Et à ce sujet Malgaigne ajoute que tant qu'elles persistent à un certain degré les sujets paraissent éprouver moins de difficulté à monter un escalier qu'à le descendre. C'est qu'en effet la raideur fait surtout obstacle à la flexion du genou, et que la jambe a besoin d'une flexion bien plus grande pour descendre librement un escalier que pour le monter. La difficulté de monter vient d'une autre cause qui se combine fort souvent avec la précédente et dont il faut cependant savoir discerner les effets; cette cause nouvelle est la réunion des fragments par un tissu fibreux d'autant plus faible qu'il a plus de longueur. De là une double source de faiblesse dans les muscles extenseurs, faiblesse de leur tendon d'abord, et faiblesse des muscles mêmes dont le corps charnu est raccourci et éloigné de l'attache commune. M. Gosselin dit expressément le contraire, et son assertion se trouve confirmée par l'observation d'autres chirurgiens et notamment de Kuchler. Il faut en effet un degré de flexion plus prononcé, une contraction du triceps plus énergique pour retenir le poids du corps dans la descente que pour gravir un plan incliné ou un escalier dont les marches sont peu élevées. Quoi qu'il en soit, on peut dire d'une façon absolue que cette fracture a pour résultat de rendre la progression plus difficile et plus fatigante, en même temps qu'elle diminue notablement la force du membre. M. Berger, dans son article « Rotule » du Dictionnaire encyclopédique, fait remarquer que toutes ces fractures, même quand elles s'accompagnent d'écartement, n'entraînent pas toujours une impotence très notable, et il cite à ce sujet un certain nombre de faits. C'est ainsi que Texier a vu un officier de hussard nullement incommodé par un écartement de 8 ou 9 centimètres.

Chez un soldat observé par Hamilton, qui s'était fracturé la rotule vingt-sept ans auparavant, l'écartement atteignait 5 pouces dans la flexion, et il marchait néanmoins sans boiter. Gerdy a rapporté à la Société de chirurgie (26 septembre 1835) qu'il avait soigné un homme atteint de fracture de la rotule qui présentait 5 travers de doigt d'écartement entre les fragments rotuliens et qui pouvait néanmoins faire 7 lieues à pied sans se fatiguer. Gouget, Larché, Desormeaux, etc., ont publié des faits analogues. Faut-il en conclure que l'opinion de Malgaigne sur la gravité des fractures transversales de la rotule, au point de vue du rétablissement des fonctions du membre, est exagérée ; nous ne le pensons pas. Même dans les faits exceptionnels que nous venons de citer, si on avait fait l'analyse exacte des mouvements, comme le conseille M. Gosselin, on aurait vu que le triceps n'eût pas suffi à détacher le talon du lit ou à projeter la jambe en avant dans l'extension de la cuisse. Aussi ne saurait-on prendre trop de soins pour obtenir une consolidation osseuse dont la possibilité n'est certainement pas douteuse ; les exemples démonstratifs ne manquent pas, et on peut en voir une pièce au musée Dupuytren, sous le n° 101. La statistique de M. Gosselin donne une consolidation ossèuse sur 10 cas de fracture. Pour prévenir ces cals fibreux si fréquents et dont les inconvénients, au lieu de diminuer, vont bien souvent en augmentant sous l'influence de l'action musculaire qui distend et allonge le tissu fibreux, M. Panas a pratiqué chez un de ses malades, que nous avons suivi dans son service à l'hôpital de Lariboisière, la suture de la rotule.

Obs. XXII. — Charles Massal, 39 ans, plombier, entre le 25 octobre 1879, salle Saint-Honoré, lit nº 21.

Le vendredi 25 novembre Massal est tombé sur la voie du chemin de fer du Nord; dans sa chute son genou droit a porté sur le rail, il a ressenti à ce moment une très vive douleur; cependant il a pu encore se relever par un violent effort et se jeter de côté pour éviter un train qui arrivait.

Le 26. On constate chez ce malade l'existence d'une fracture de la rotule droite avec un écartement d'au moins 5 centimètres entre les fragments. L'articulation est tuméfiée et renferme une assez grande quantité de liquide. On peut, en saisissant avec les mains les deux fragments, les rapprocher au point de les amener au contact et déterminer la crépitation osseuse. Cet écartement est considéré par M. Panas comme secondaire, et s'étant produit par déchirure des ligaments latéraux de la rotule dans l'effort qu'a fait le malade pour se relever.

L'état général du blessé est bon, il paraît d'une forte constitution, n'a jamais eu d'accidents scrofuleux ou syphilitiques, et affirme n'avoir pas d'habitudes alcooliques.

Le membre malade est immobilisé dans une gouttière et placé dans une position élevée. On le laisse ainsi jusqu'au 1er novembre. Ce jour-là en examinant le malade on ne trouve pour ainsi dire plus de liquide dans l'articulation, et l'intervalle qui existe entre les deux fragments est de 3 centimères 1/2. Le fragment supérieur a une hauteur de 3 centimètres, l'inférieur de 2. Leur mobilité latérale est très prononcée, mais il n'est plus possible, comme le premier jour, de les rapprocher suffisamment avec les mains pour les mettre en contact. M. Panas décide de faire la suture osseuse et le malade est chloroformé. Une petite incision transversale de 3 centimètres environ est pratiquée au niveau du bord supérieur de la rotule; puis le membre est mis dans la demi-flexion. Pendant qu'un aide maintient avec les mains le fragment supérieur immobile, il le traverse du haut en bas, c'est-à-dire suivant l'axe vertical de la rotule, au moyen d'une sorte de poinçon qu'il a fait fabriquer spécialement pour cette opération. Lorsque ce fragment est traversé, ce dont il se rend compte par le manque de résistance au bout de l'instrument, il fait rapprocher le fragment inférieur du supérieur et on le maintient dans cette position, la jambe restant toujours demi fléchie. Le poinçon pénètre alors dans ce fragment qu'il traverse encore assez facilement, et sa pointe vient sortir à travers la peau au-dessous du bord inférieur de la rotule. On élargit cette ouverture par une petite incision. Un double fil d'argent très solide est fixé à l'instrument qui présente à cet effet près de sa pointe un petit cran. On retire alors le poinçon et il entraîne avec lui l'anse métallique. On met ensuite la jambe en extension complète et les fragments sont rapprochés autant que possible. On place à chacun des orifices de sortie du fil, c'est-à-dire au-dessus et au-dessous de la rotule, deux petits tubes en plomb qu'on fixe en tordant sur chacun d'eux les deux chefs du fil métallique entre lesquels ils sont compris. Puis, par des tractions et des torsions successives, on finit par amener le rapprochement à peu près complet des deux fragments. A la partie interne la coaptation est parfaite; mais à la partie externe on sent un léger écartement de 1 millimètre environ.

Toute l'opération a été faite antiseptiquement et sous un nuage péhniqué.

Le mémbre est maintenu dans l'extension au moyen d'une attelle appliquée à sa partie postérieure, puis il est remis dans une gouttière et maintenu dans une position élevée. Le malade éprouve pendant la nuit des douleurs dans le genou qu'on calme par 2 centigrammes de chlorhydrate de morphine en injection sous-cutanée. Le soir la température est de 38°.

Le 2 novembre, le malade se plaint que son pansement est trop serré, on le défait alors; il n'existe aucun gonflement, l'articulation n'est pas douloureuse. On continue le pansement de Lister. T. m. 37,2. T. s. 37,8.

Le 3, le malade n'a plus souffert du tout, l'état général est excellent, l'appétit bon. T. m. 37,4. T. s. 37,6.

Le 4, on ne touche pas encore au pansement. T. m. 37,2. T. s. 37,6.

Le 5, on met le membre dans une gouttière plâtrée. T. m. 38,2. T. s. 38,8.

Le 6, on lève le pansement, il y a un peu de gonflement et de suppuration au niveau de la plaie supérieure. Les tissus ont été mortifiés par la pression des tubes en plomb et on est obligé de faire une petite incision pour faire écouler un peu de pus superficiellement situé sous l'eschare. T. m. 38°. T. s. 38,8.

Le 7, pas de modification de l'état local. T. m. 38°. T. s. 38,8.

Le 8, il se forme également une petite eschare au niveau de la plaie inférieure. T. m. 38°. T. s. 39,4.

Le 9, le gonflement des parties molles diminue, la pression sur le genou est à peine sensible. T. m. 38.2. T. s. 38,4.

Le 10, l'amélioration est plus sensible encore; la suppuration diminue. T. m. 38°. T. s. 37,8.

A partir de ce jour-là il n'y a plus eu aucune réaction fébrile, et le thermomètre n'a plus dépassé 38 degrés.

Le 16, les eschares se détachent, les petites plaies ont bon aspect et bourgeonnent bien; il n'y a plus de gonflement des parties molles, plus aucune douleur à la pression.

Le 27, on coupe les fils et on retire les petits tubes, il ne se produit aucun accident à la suite de cette petite manœuvre.

Le 30, on enlève la gouttière plâtrée et on examine la rotule. Les mouvements de latéralité de tout l'os sont complètement conservés. Le rapprochement des fragments est complet à la partie externe, ils vont en s'écartant légèrement vers la partie interne où on sent une très légère dépression indice d'un écartement très minime. En saisissant séparément chacun des fragments il est impossible de leur imprimer isolément aucun mouvement, ce qui démontre la nature très probablement osseuse de la consolidation.

1er décembre, on essaye d'imprimer au genou quelques mouvements de flexion, mais ils sont très limités et très douloureux.

Le 2, il ne s'est produit aucun gonflement de l'article. On fait de nouveau quelques tentatives de mobilisation qui sont toujours très douloureuses.

Le 3, le malade commence à se lever et à essayer de marcher dans la salle.

Les jours suivants les mouvements de flexion du genou gagnent un peu d'étendue; mais il persistait encore une raideur très prononcée lorsque nous avons quitté le service. Nous n'avons pu arriver à revoir ce malade qui est sorti de l'hôpital quelques jours après.

Dans ce cas c'est la raideur articulaire qui est venue entraver la convalescence, et nous croyons que cet accident doit être particulièrement à craindre dans ce mode de traitement. Les observations de pareils faits sont trop rares pour permettre une conclusion ; mais nous avons entendu dire à M. Lister, qui était venu visiter le service de M. Panas, qu'il avait traité par la suture deux cas de fractures de rotule et que dans ces deux cas il avait persisté un notable degré de raideur articulaire.

Cet accident, du reste, s'observe très fréquemment après les fractures de rotule, quel que soit le mode de traitement employé. Nous avons même retrouvé des traces d'arthrite assez prononcée après des fractures verticales qui cependant sont bien moins fâcheuses dans la plupart des cas pour les fonctions ultérieures du membre.

Obs. XXIII. — Philippe Antoine, journalier, âgé de 38 ans est entré à l'hôpital Necker, salle Saint-Pierre, n° 31, dans le service de M. Broca, le 8 décembre 1879.

A l'âge de 23 ans ce malade avait reçu un coup de pied de cheval sur le genou gauche, qui avait produit une fracture comminutive de la rotule pour laquelle il fut traité dans le même hôpital Necker par M. Désormeaux. Le traitement consista simplement dans l'immobilisation au moyen d'une gouttière. C'est seulement trois mois après l'accident qu'il a commencé à marcher, et pendant dix-huit mois il a, dit-il, boité d'une façon très sensible. La marche cependant a fini par redevenir facile, mais il s'est toujours senti plus faible sur cette jambe. A diverses reprises, à la suite de fatigues, son genou s'est tuméfié et est devenu douloureux, ce qui lui a nécessité plusieurs séjours à l'hôpital. C'est pour une poussée inflammatoire analogue survenue à la suite de fatigue qu'il est rentré de nouveau à Necker. Quelques jours de traitement ont suffit pour obtenir la cessation de tous les accidents. Lorsque nous l'avons examiné il était complètement rétabli et allait quitter l'hôpital. Les mouvements de flexion et d'extension du genou étaient presque aussi étendus qu'à l'état normal ; mais ils s'accompagnaient de craquements et de douleur qui indiquaient bien les altérations de l'arthrite dont l'articulation avait été le siège, et qui par leur récidive fréquente après un certain degré de fatigue était un obstacle au libre fonctionnement du membre. Les deux rotules présentaient dans leur forme et dans leur dimension des différences très prononcées : tandis que celle du côté droit conservant sa forme régulière mesurait 51 milimètres dans son axe vertical et 60 milimètres dans son axe transversal, celle qui avait été fracturée présentait une forme beaucoup plus allongée et mesurait 77 milimètres dans son axe vertical et 73 dans son axe transversal, ce qui n'empêchait pas les mouvements de latéralité.

Ces inconvénients, qui résultent de l'arthrite, nous paraissent cependant bien moins graves pour la marche que la faiblesse et l'impotence qui sont la conséquence du cal fibreux lorsqu'il a une certaine étendue, ainsi que nous l'avons indiqué précédemment, d'autant plus que le cal fibreux expose encore à des complications beaucoup plus sérieuses; nous voulons parler de sa rupture. Herster dit à ce propos qu'il n'est pas étonnant que ceux qui ont eu la rotule fracturée soient sujets à faire des chutes et à de nouvelles fractures de cette partie : « C'est, ajoute-t-il, ce que je sais être arrivé plusieurs fois et dont j'ai été témoin moi-même. » (Institut. de chirurg., t. I, page 218.) Morgagni cite deux cas de ces fractures. (Edit. de l'Encyclopédie : De sedibus et causis, etc., t. III, p. 389.) Richter rapporte, d'après Ortalli, l'histoire d'un homme qui avait éprouvé cette fracture quatre fois en six ans. Roux en a observé un exemple en 1841 ; Velpeau en a vu un cas ; Malgaigne raconte que dans un concours une femme qui s'était rompu quatre fois la rotule échut à un de ses compétiteurs. M. Fleuriot, dans sa thèse, rapporte deux observations inédites de cette complication. On a même observé des cas où la rupture du ligament rotulien avait été favorisée par une fracture de la rotule. (H. W. Flower ; Pathological Transactions, VII, 1856, p. 315.) Cette année-ci nous avons nous-même soigné un malade qui, dans une année, s'est refracturé trois fois son cal.

Obs. XXIV. — Clauzot (Auguste), âgé de 23 ans, entré le 15 décembre 1879, service de M. Broca, salle Saint-Pierre, n° 7.

En faisant de la gymnastique, le 22 juillet 1878, il voulut exécuter le saut périlleux, mais en se raidissant au moment de prendre son élan, il éprouva une vive douleur dans le genou droit, et se laissa choir. Transporté à l'hôpital de Versailles, on reconnut qu'il avait une fracture transversale de la rotule, causée par la contraction musculaire. Pendant quarante jours il fut traité par un appareil consistant en une gouttière en carton et un bandage en 8 de chiffre, destiné à rapprocher les fragments. Après ce temps-là il commença à marcher difficilement, même en s'aidant d'une canne il pouvait à peine descendre les escaliers.

Le 5 octobre, à la suite d'un faux pas, il se fracture son cal et reste de nouveau quarante-deux jours au lit ; il commençait à se lever, fin novembre de la même année, lorsqu'il glisse dans la salle et se le déchire encore une fois. On le traite de nouveau, et pour prévenir une récidive on lui fait porter un appareil spécial ; il peut alors marcher, bien qu'avec une certaine difficulté, jusqu'en décembre 1879, et même reprendre son travail qui consistait à décharger les bateaux. Mais un accident étant arrivé à son appareil, il veut continuer à marcher et, bientôt après, le 15 décembre, il refait un faux pas et se recasse son cal, ce qui l'amène dans notre salle. On constate alors un écartement de 5 centimètres entre les fragments, sans cependant qu'il y ait adhérence de la peau avec le tissu fibreux du cal ; l'articulation du genou, très notablement augmentée de volume, est le siège d'une raideur qui permet à peine 1/4 de la flexion normale. L'atrophie musculaire de tout le membre est considérable. M. Broca le traite par l'application de la griffe de Malgaigne.

Cette rupture du cal a pour conséquence habituelle d'augmenter encore l'impotence du membre, et de faire adhérer davantage le cal nouveau à la peau ; condition qui prédispose à un accident des plus graves : la rupture des téguments compris entre les fragments. Charles Bell rapporte un exemple de cette complication. Seutin en publie un second. Malgaigne et Fleuriot en ont ajouté deux autres. La conséquence est l'ouverture de l'articulation, le développement d'une arthrite suppurative qui peut nécessiter l'amputation. Ces faits, dit M. Berger, suffisent pour démontrer à quels effroyables dangers sont exposés ceux qui ont conservé à la suite d'une fracture de la rotule un cal fibreux adhérent à la peau. Enfin citons d'après le même auteur l'ulcération du cal fibreux dont A. Cooper rapporte l'observation : il s'agit d'une femme qui présentant des ulcérations sur différents points du corps eut l'articulation du genou ouverte par l'une d'elles qui détruisit le cal fibreux d'une ancienne fracture de rotule.

M. Gosselin signale encore l'entorse du cal avec apparence de récidive chez des malades atteints d'anciennes fractures de la rotule.

Quant à la fracture de la rotule du côté opposé, dont nous n'avons pas encore parlé, elle doit être également considérée comme une des complications possibles de la convalescence. Elle est due au surcroît de travail qui incombe au membre sain par suite du trouble fonctionnel occasionné par la lésion première.

C'est par des appareils prothétiques qu'on pallie le plus efficacement l'infirmité résultant d'un cal fibreux. Parmi les nombreux appareils employés à cet usage nous donnerons la préférence à celui de M. Broca, qui consiste en une bande élastique située à la partie antérieure de la jambe et qui supplée en partie à la contraction musculaire du triceps, en même temps que par des tiges métalliques situées de chaque côté du membre et reliées entre elles par des embrasses transversales il prévient tout mouvement exagéré de l'articulation.

FRACTURES DE JAMBE.

Dans les fractures de l'extrémité supérieure du tibia, Heydenreich (1), qui a étudié cette lésion d'une façon toute spéciale, signale comme assez fréquentes les récidives après la consolidation, même sous l'influence d'une force minime.

Chez un malade de Richard la consolidation mit huit mois à se faire, et comme à ce moment on voulait imprimer quelques mouvements au genou, la fracture se reproduisit.

Un homme de 46 ans, observé par M. Marc-Sée, n'eut son membre consolidé qu'au bout de quatre mois ; le genou resta raide et cet homme entra dans un autre hôpital où l'on essaya de mobiliser la jointure ; il en résulta une récidive de la fracture le 153e jour. Enfin une femme est entrée dans le service de M. Simon Duplay pour une récidive au bout de trois ans à la suite d'un faux pas avec chute.

Mais la conséquence la plus fréquente de ces fractures c'est la raideur articulaire. Elles exigent, en effet, une immobilité de plusieurs mois, et vu leur siège élevé sur la jambe, le genou doit être compris dans l'appareil.

(1) G. Deny. Fracture du péroné avec déchirure du ligament latéral interne. Thèse 1876.

D'autre part l'articulation est souvent distendue par un épanchement, ou même plus ou moins enflammée, et ces circonstances favorisent encore la production d'une ankylose.

«Pour la fracture transversale de cette extré mité supérieure il peut arriver, dit le même auteur, que la réduction de la fracture et le maintien de cette réduction exigent que le membre soit placé dans une position fortement fléchie, il en résulte qu'en cas d'ankylose ou de raideur articulaire l'impotence du malade est d'autant plus grande. »

Lorsqu'il y a simple arrachement de la tubérosité antérieure à part les complications articulaires il peut se produire une consolidation fibreuse plus ou moins lâche qui gêne notablement l'extension du membre.

Les fractures du péroné ont été diversement appréciées au point de vue de la gravité de leur pronostic. Tandis que Dupuytren convaincu de la nécessité de lutter contre le renversement du pied préconisait l'emploi d'une attelle spéciale, Malgaigne au contraire les considère comme relativement bénigne et d'un pronostic favorable et pouvant même guérir par le simple repos du membre sur un coussin. Cette opinion peut être adoptée facilement lorsqu'il s'agit de l'arrachement de la pointe de la malléole dans la fracture par abduction. Il n'en est pas de même de la fracture par divulsion qni se complique généralement, comme l'a démontré Deny (1), de l'arrachement du ligament latéral interne. Si on ne combat pas dans ce cas par un appareil spécial la déviation du pied en dehors, celui-ci sollicité par la contraction des péroniers latéraux tend à se déplacer de plus en plus, la consolidation des fragments du péroné s'effectue dans une mauvaise position qui ne fait que s'accroître lorsque le malade commence à marcher. Bientôt l'axe de la jambe ne tombe plus sur l'astragale, mais en dedans le pied finit par ne plus appuyer sur le sol que par son bord interne. Dans ces conditions, la marche qui jusqu'alors n'était que pénible et douloureuse devient complètement impossible, à moins qu'on y remédie en faisant porter au malade une bottine spéciale. Nous empruntons l'exemple suivant à la thèse de Deny.

Obs. XXV. — Le nommé Mel..., âgé de 56 ans, habitant Coulommiers, se présente vers le milieu d'octobre à la consultation de l'hôpital Saint-Louis, pour une difformité du pied qui l'empêche de marcher.

Ce malade nous raconte qu'il se démit le pied en tombant de la hauteur d'un premier étage, il y a dix-sept ans. A la suite de cet accident il garda le lit pendant près de quatre mois et ne put ensuite marcher pendant quelque temps qu'au moyen de béquilles. Depuis cette époque la marche a toujours provoqué des douleurs au niveau du cou-de-pied, et depuis six mois est devenue presque impossible. En examinant le malade on constate immédiatement que le pied est déjeté d'une façon anormale en dehors, et que l'axe de la jambe, au lieu de se continuer avec le pied, vient tomber sur le bord interne du premier métatarsien. En examinant de plus près la région du cou-de-pied, on remarque que la malléole tibiale fait une saillie très prononcée sous la peau. A la partie externe la malléole péronéale arc-boute contre la face externe du calcanéum ; elle est repoussée en dehors et forme avec le corps du péroné un angle rentrant, situé à 5 centimètres de son sommet. A la partie antérieure, les tendons extenseurs sont fortement saillants et tendus ; il en est de même du tendon d'Achille, qui est dur et rétracté, ce qui fait paraître l'arrière-pied agrandi. Il résulte également de cette disposition que les mouvements de flexion et d'extension sont supprimés.

On peut remédier, avons-nous dit, à cet inconvénient au moyen d'une bottine orthopédique dont les montants métalliques maintiennent le pied dans la rectitude.

Obs. XXVI.— Le 23 août 1879 entrait à l'hôpital Necker, salle Saint-Pierre, 53, dans le service de M. Broca, un boulanger âgé de 40 ans, qui à la suite d'une chute sur le genou présentait un épanchement de sang abondant qui fut traité avec succès par la ponction. Ce malade avait eu cinq ans auparavant une fracture de l'extrémité inférieure du péroné droit, occasionnée par un faux pas. Il avait commencé à marcher au bout d'un mois, mais il existait chez lui un renversement du pied qui le forçait à marcher sur le bord interne et déviait la pointe en dehors. Lorsque nous l'avons vu il existait une véritable subluxation du pied qu'on redressait facilement. Aussi, grâce à une bottine spéciale, pouvait-il marcher très convenablement, sans boiter, mais il se fatiguait très vite.

Les mêmes conséquences se rencontrent à plus forte raison dans les fractures des deux malléoles.

Il est encore un accident propre à ces diverses variétés de fractures de la jambe, c'est l'élargissement de la mortaise péronéo-tibiale qui maintenant imparfaitement l'astragale permet plus facilement les faux pas, détermine une distension pénible des ligaments et favorise ainsi, ou pour mieux dire entretient une sorte d'état subinflammatoire de l'articulation tibio-tarsienne, qui chez les sujets prédisposés comme chez les scrofuleux se termine par la tumeur blanche, tandis que chez les autres il se manifeste par le gonflement du pied à la suite de la moindre fatigue.

Dans les fractures des deux os de la jambe le raccourcissement est fréquent, comme l'établissent les mensurations faites à Vincennes par M. Chardin (1). Nous-mêmes avons également constaté le fait dans ce même asile sur un certain nombre de malades; mais il atteint rarement

(1) Chardin. Résultats consécutifs à l'application des différents appareils dans les fractures de jambe.

2 centimètres et n'a pas une influence sensible sur la marche.

L'arthrite douloureuse de l'articulation tibio tarsienne après la convalescence ne s'observe guère que chez les arthritiques, et quant à la saillie du fragment supérieur en forme de V qui dépend bien souvent d'un déplacement irréductible suivant l'épaisseur il n'entrave pas généralement les fonctions du membre. Et à ce propos, citons les paroles si sages du professeur Gosselin: « Le malade pourra croire que sa fracture a été mal remise, n'en croyez rien, et ne critiquez jamais vos confrères en leur attribuant ce résultat imparfait. Sans doute il pourrait tenir à une incurie, mais il tient plutôt à cette irréductibilité sur laquelle j'ai déjà en diverses occasions appelé votre attention. »

Nous devons également signaler le déplacement consécutif du fragment supérieur en dehors après les fractures de jambe. C'est, dit M. Gosselin, une difformité qui ne détermine aucune gêne dans la marche. Elle se produit peu à peu sans douleur, le malade lui-même ne s'en aperçoit pas, et quand le chirurgien la constate, un effet irrémédiable est produit et c'est en vain qu'on chercherait à corriger ce déplacement consécutif.

La meilleure position à donner au membre inférieur dans le traitement des fractures, pour éviter les raideurs qui s'observent après la consolidation, consiste, d'après Buzot dont nous avons déjà cité le travail, à placer la cuisse dans une flexion légère, unie à l'abduction, et le genou également dans une flexion légère.

Mais ces conditions ne nous paraissent pas toujours possibles à concilier avec les exigences du traitement.

Il n'en est pas de même pour le pied qui doit dans tous les cas être placé à angle droit, car si on néglige cette précaution, il en résulte plus tard pour la marche une grande difficulté.

Que ressort-il des considérations exposées dans ce travail ? C'est que la consolidation d'une fracture ne suffit pas toujours pour le rétablissement des fonctions du membre, et que d'autres phénomènes peuvent se montrer pendant la convalescence qui entravent le retour complet à la santé, et que c'est par la connaissance de ces complications qu'on pourra souvent les prévenir ou du moins les atténuer, soit par la manière dont on dirigera le traitement pendant la période de réparation de l'os, soit par les soins dont on entourera la convalescence du malade.

TABLE DES MATIÈRES.

Paris. — A. PARENT, imprimeur de la Faculté de Médecine, rue M.-le-Prince, 29-31.

www.ingramcontent.com/pod-product-compliance
Ingram Content Group UK Ltd.
Pitfield, Milton Keynes, MK11 3LW, UK
UKHW020326250726
13967UKWH00004B/1891

9 782013 065481